# ¿Cómo disminuir el estrés?
## (Parte 3 del Libro Definitivo sobre Yoga )

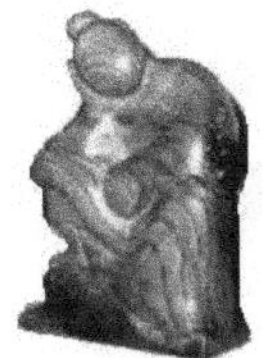

Por

Dr. King
Swami Satyapriya
http://doctor-king-online.blogspot.com

http://www.youtube.com/@Dr.King1234

Traducido por Francisca Hoces

Copyright © 2024 Dr. King

Todos los derechos reservados.

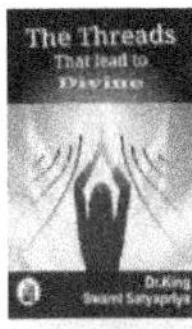

# También por
# Dr. King
# Swami Satyapriya
# Anand

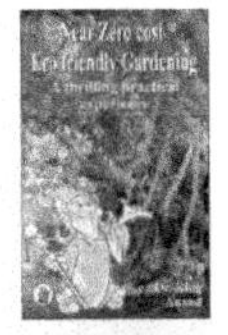

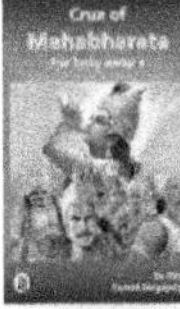
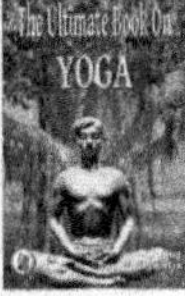
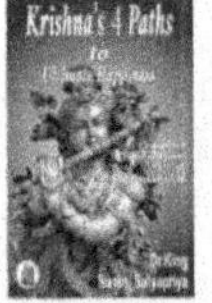

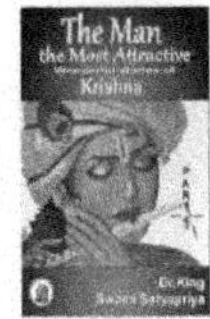

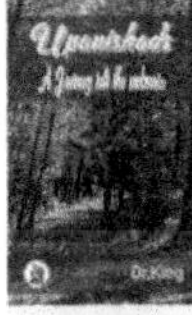
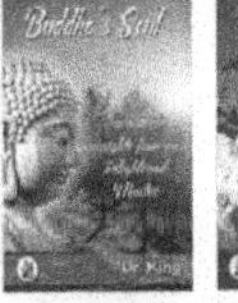
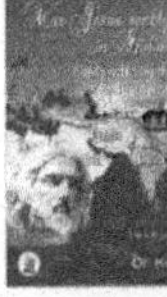
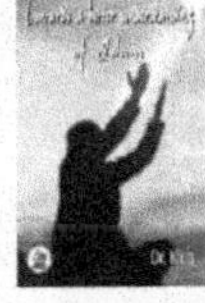
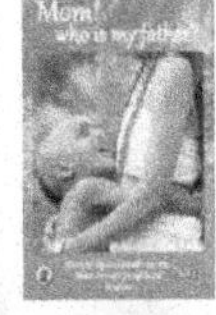

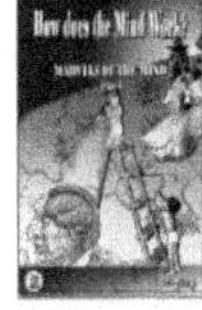
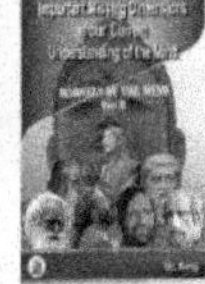
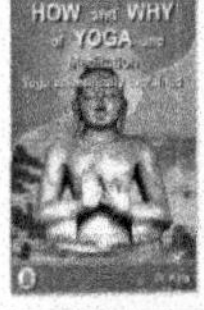
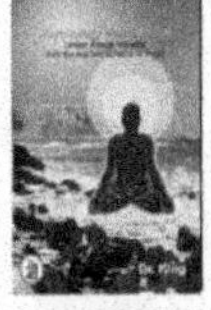
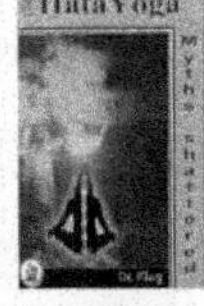

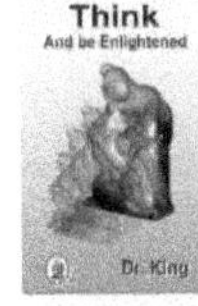
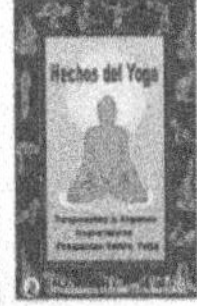
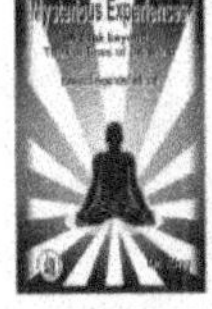
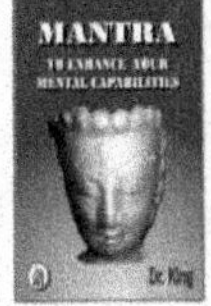
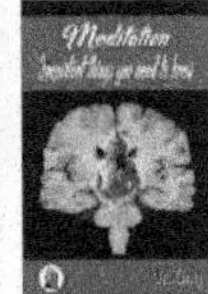

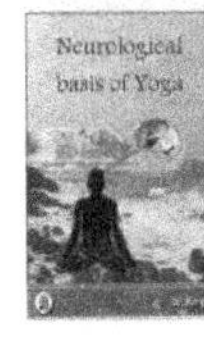
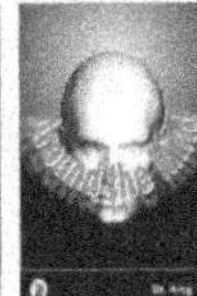
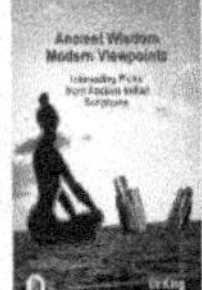
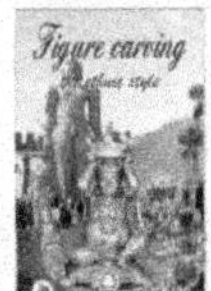
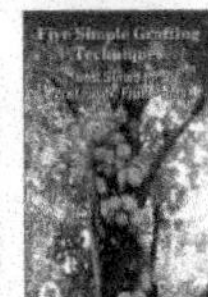

# Tabla de contenido



**Contáctame en** http://doctor-king-online.blogspot.com

# Descargo de responsabilidad

Los autores no son defensores de ningún sistema de Yoga específico. La intención es reunir diversas prácticas bajo un mismo término abarcativo y explicar los principios subyacentes de manera lógica y científica para aprovechar todo el potencial del Yoga.

Cualquier comentario a la ligera sobre alguno de los profesores de yoga modernos sólo pretende distinguir los obstáculos y no mostrarles ninguna falta de respeto.

En la Parte 2, debatimos sobre algunos preámbulos de la ciencia del cerebro que nos ayudarían a comprender algunos aspectos del funcionamiento del Yoga. Ahora continuemos nuestra conversación comenzando con formas de disminuir el estrés, que es una de las principales preocupaciones de muchos de nosotros.

# ¿Cómo disminuir el estrés?

**En** el ritmo acelerado de la vida actual, hay presión desde todos lados. Lo más probable es que la mayoría de nosotros estemos perpetuamente bajo estrés. Muchas de las enfermedades que se están volviendo comunes hoy en día se atribuyen al estrés. ¡Tanto así, que según una encuesta, el 60 por ciento de todas las enfermedades son causadas por el estrés o son agravadas por él!

Se sabe que dolencias como la diabetes, la hipertensión y las enfermedades cardíacas son causadas por el estrés. Pero se sospecha que incluso enfermedades como la artritis, la obesidad o el cáncer son causadas o agravadas por el estrés. La disposición hereditaria y genética puede ser el punto de partida en algunos casos, pero el estrés empeora estas situaciones.

Sin embargo, curiosamente, muchos de nosotros no nos damos cuenta de que en realidad estamos bajo mucho estrés y tendemos a ignorarlo. Nuestra mente y hasta cierto punto nuestro cuerpo aprenden a acostumbrarse a cualquier situación en la que nos encontremos. A menos que haya algún cambio drástico, ¡no lo reconocemos en absoluto!

Para reconocer algo es necesario que haya algún cambio drástico. Mientras no hayamos experimentado un estado completamente libre de estrés, probablemente no reconoceremos ningún estrés menor.

Probablemente nunca has sentido que respirar fuera un placer. Es algo que has estado haciendo desde tu nacimiento y en cada momento. No hay nada agradable en ello. No es necesario hacer ningún esfuerzo adicional para respirar. Así que ni siquiera piensas en ello.

Pero pregúntale a un asmático cómo se siente cuando usa un inhalador para aliviar la congestión del pecho. ¡Definitivamente dirá que le gusta respirar! Ha estado luchando por respirar con naturalidad. Pero las condiciones de su pecho no era propicias para eso. El inhalador limpia los pulmones y su respiración se vuelve natural. Debido al cambio entre estos dos estados, el asmático siente la marcada diferencia. ¡Siente que incluso una actividad normal, como respirar, es placentera!

Si alguna vez has experimentado un estado casi sin estrés, ¿te das cuenta del nivel de estrés que has estado atravesando antes de alcanzar este estado, sin estrés?

Un estado totalmente libre de estrés es un estado de pura felicidad. ¡Tienes ganas de gritar de alegría! Ni siquiera necesitas ningún objeto externo para hacerte feliz.

Los objetos externos nos dan felicidad momentánea. Pero su efecto es temporal. A la larga, lo que nos hace realmente felices es la felicidad que surge de nuestro interior. Y eso sucederá cuando estemos menos estresados. O mejor aún, cuando estemos totalmente libres de estrés.

Hay una historia interesante en los *Tripitakas* budistas de 2000 años de antigüedad sobre cómo Buda distingue entre la felicidad derivada de las cosas externas y la que surge automáticamente cuando uno alcanza un estado de completa libertad del estrés.

Una vez alguien le preguntó a Buda: "¿Quién es más feliz, el rey Ajatasatru o Buda?" Ajatasatru fue un rey en la época de Buda en el norte de la India.

Buda respondió que Ajatasatru sería feliz sólo mientras tuviera todas las comodidades materiales. Ajatasatru tenía un palacio cómodo donde vivir, gente que lo atendía, su esposa e hijos que le hacían compañía, etc. Su felicidad se derivaba de diversas cosas materiales.

Sin embargo, si por alguna razón se viera obligado a renunciar a todas estas comodidades, se sentiría desgraciado.

Pero Buda era un asceta. Había renunciado a todas las comodidades que tenía anteriormente. Alguna vez fue príncipe, esposo y padre. Pero abandonó todo eso y alcanzó un estado de completa tranquilidad.

Estaba totalmente libre de cualquier tipo de estrés. Esa era la razón por la que podía permanecer dichoso incluso mientras dormía en el suelo desnudo bajo la sombra de un árbol.

Entonces, Buda se consideraba más feliz que el rey Ajatasatru, ya que la felicidad de Buda no dependía de ningún objeto externo. Tampoco había nada que lo estresara y le quitara la felicidad.

Eso es lo que sucede cuando estás completamente libre de estrés. Cuando tu mente está completamente libre de estrés, no buscas la felicidad afuera. Encontrarás una fuente de bienaventuranza desde dentro. La felicidad que te pueden dar los objetos externos no es nada comparada con esta felicidad interior.

¿Cómo liberarse de todo este estrés?

Hay muchos gurúes modernos que ofrecen varias "técnicas" místicas para desestresarte. Y miles de sus seguidores avalan la eficacia de estas 'técnicas'.

El hecho interesante es que estas técnicas no son ni realmente invenciones místicas, como afirman a menudo estos gurúes, ni el efecto atribuido es exclusivo de esas técnicas. Déjame explicar.

Muchos gurúes de hoy en día repiten alguna técnica conocida de hatayoga, a veces con algunos adornos místicos añadidos, y las ofrecen como algo propio. Crean tanta publicidad sobre ellos que parte del efecto proviene de esa publicidad.

También existe este efecto que una vez llamé "ley yóguica de las exponenciales" en una de las publicaciones de mi blog.

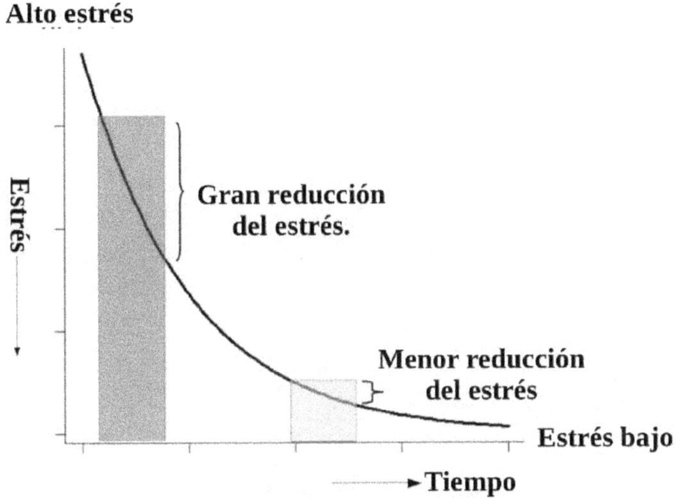



**Figura 1. Ley yóguica de las exponenciales**

La ley es algo así. Cuanto más estresado estés, más alivio se experimentará con un esfuerzo relativamente menor para reducir este estrés. Eso significa que cuando estás bajo mucho estrés, se necesita menos esfuerzo para sentir la reducción del estrés, en comparación con la situación en la que no estás tan estresado.

Es como si su estrés fuera una curva continuamente decreciente que cae repentinamente al principio y luego disminuye gradualmente. El gradiente es pronunciado en el alto estado inicial de tensión.

Pero a medida que avanza en el proceso de reducción del estrés, verás cambios cada vez menores. La caída repentina inicial del estrés ya no se logrará y se necesita más esfuerzo para disminuirlo aún más.

Pero esto sucede independientemente de la técnica que se utilice para disminuir el estrés. Por lo tanto, la técnica exacta que ofrecen estos gurúes poco importa, ya que la mayoría de la gente toma contacto con ellas en un alto estado de estrés.

Sin embargo, a medida que progresan con la técnica de sus gurúes durante un tiempo, ven una reducción cada vez menor del estrés, lo que parecía ser una caída drástica al principio. No sólo eso, sino que después de un tiempo, este estrés vuelve a su nivel original.

Esa podría ser una de las razones por las que la gente suele cambiar de gurú 😊 Después de la euforia inicial, ¡empiezan a buscar otro gurú con una mejor 'técnica'!


Pero en realidad no es necesario inventar ninguna técnica nueva. Los yama y niyama del yoga que de los que hablaremos en esta parte alivian la mayor parte de nuestro estrés. Puede que no parezca tan obvio hasta que lo compruebes. Lo bueno de esto es que la reducción del estrés es permanente si sigues estos pasos.

Otros pasos del Yoga te conducen a un estado más tranquilo. Entonces, comienza a brotar la fuente interior de dicha. Sólo cuando pasas por esas etapas te das cuenta de lo estresado que estabas antes.

Antes de entrar en los detalles de estos pasos yóguicos, analicemos el estrés un poco más profundamente.

Podría haber varias causas de nuestro estrés. Pero ¿cuál es exactamente el mecanismo subyacente del estrés? ¿Cómo percibe nuestro cerebro algo como estresante? Si entendemos eso, estaremos en mejores condiciones para disminuir el estrés. Estaremos en una mejor posición para comprender cómo el Yoga logra esto.

Y el yoga será más eficaz si lo practicas con conocimiento de su funcionamiento.

Entonces, adentrémonos en la génesis del estrés y su efecto en nuestra salud en la siguiente sección.

---

## ¿Qué causa el estrés?

Hay dos cosas aquí. Los eventos externos que inducen estrés y los mecanismos cerebrales internos que interpretan los eventos externos como estrés.

He visto a muchos aldeanos pobres que apenas tienen lo suficiente para comer. Su vida está llena de incertidumbres. Día tras día se enfrentan a todo tipo de dificultades y su vida es realmente una lucha por la supervivencia. Pero de alguna manera parecen resistir todas estas dificultades y lograr salir adelante.

Por otro lado, he visto a muchos jóvenes acomodados que se suicidan, incapaces de soportar el estrés que enfrentan en su vida. Esto a pesar de que tienen una vida segura, con todas las comodidades, una buena posición en la sociedad, una gran formación académica, etc.

¿A qué se debe esta anomalía?

La razón es que el mismo conjunto de acontecimientos puede afectar a diferentes personas de diferentes maneras. Algunos pueden responder de manera más negativa que otros.

Los neurocientíficos dicen que existen estructuras cerebrales llamadas *amígdalas* que interpretan los eventos externos como estrés o no.

Hay dos de ellas, una en cada mitad de nuestro cerebro. Dependiendo de cómo respondan estos órganos, podemos percibir el mismo conjunto de eventos como estrés o no.

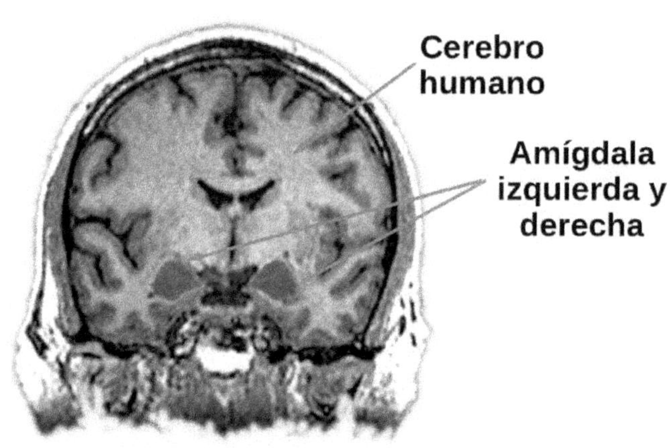


**Figura 2. Amígdala izquierda y derecha**

Lo sorprendente es que estas dos no son idénticas en su funcionamiento. Mientras que el lado derecho reacciona más a las entradas negativas, el izquierdo puede reaccionar igual o no tanto. Además, el derecho puede provocar una acción física basada en emociones negativas, mientras que el izquierdo puede simplemente conducir al análisis de la situación.

Los científicos dicen que estas dos amígdalas crecen a ritmos diferentes en hombres y mujeres. Las mujeres parecen desarrollar amígdalas antes que los hombres. Se cree que esa es la razón por la que las mujeres son más emocionales que los hombres.

Además, las amígdalas de los hombres crecen más que las de las mujeres. Especialmente, los hombres tienen una amígdala derecha más grande que la izquierda. Dicen que eso explica por qué los hombres tienden a entrar en acción física cuando se enfrentan a emociones negativas, mientras que las mujeres tienden a preocuparse más que a reaccionar.

Pues bien, a nivel animal estas conclusiones pueden ser perfectamente válidas. Dado que la mayoría de estas observaciones se realizan con animales de laboratorio, estas conclusiones pueden estar justificadas hasta cierto punto.

Pero los humanos no somos sólo animales. Tenemos la capacidad de pensar que los animales de nivel inferior no tienen. Somos capaces de modular nuestras emociones mediante nuestros pensamientos. No sólo reaccionamos; pensamos y luego reaccionamos; me refiero a la mayoría de nosotros que evolucionamos más allá del nivel animal ☺

Entonces, el estrés o cualquier otra cosa no lo deciden solo las amígdalas. Está más allá de eso. Está en un nivel mucho más alto.

¿Cuáles son las cosas que provocan estrés?

En primer lugar, tiene que haber una actividad neuronal rápida y transitoria dentro del cerebro. Por ejemplo, cuando un animal ve algo que se acerca a él a gran velocidad, se produce un aumento de la actividad neuronal en su cerebro. Como resultado, se estresa por temor a un ataque.

Esta rápida actividad neuronal también podría deberse a pensamientos generados internamente. Eso conduce al estrés psicológico. Para la mayoría de nosotros, esto es más importante que el estrés causado por eventos físicos externos.

Pero la mera actividad neuronal no es suficiente. Se debe prestar atención a esa actividad. Cuando estás dormido o totalmente perdido en tus pensamientos, no te importa lo que suceda cerca de ti, aunque esos eventos desencadenen una rápida actividad neuronal. Por lo tanto, es necesario prestar atención para reconocer eventos estresantes.

Incluso cuando hay una rápida actividad neuronal y se le presta atención, a veces es posible que no suframos estrés. En esos casos, sabemos que la actividad neuronal no es dañina. Por lo tanto, sólo aquellas actividades que se interpretan como dañinas pueden desencadenar estrés.

Si se cumplen todas estas condiciones, la amígdala puede interpretar los acontecimientos como estresantes. De otro modo no.

Probablemente hayas observado que cuando estás enfermo y débil, incluso un pequeño evento negativo te causa estrés. Esto se debe a que tu cuerpo está en modo de alerta, ya que está demasiado débil. Debe prepararse para el modo "lucha o huida" antes de lo normal, cuando esté sano y salvo.

Entonces, no todo ocurre a nivel de la amígdala. Antes de que la amígdala entre en escena, es necesario que sucedan muchas más cosas.

La reducción del estrés es uno de los mayores resultados de cualquier práctica meditativa, siendo el yoga un caso típico. Pero entonces cómo se logra esta reducción depende de la práctica específica.

Antes de profundizar en cómo el yoga minimiza el estrés, observemos primero los problemas creados por el estrés.

---

## ¿Es malo realmente el estrés?

¡No precisamente! Cierta cantidad de estrés es de hecho beneficiosa para nuestro cuerpo y nuestra mente. El estrés nos prepara para cualquier eventualidad y nos protege. Sólo cuando el estrés se vuelve prolongado y repetitivo nos metemos en problemas.

¿Qué sucede exactamente cuando sufrimos estrés? Y hay que tener en cuenta que la causa de este estrés puede ser física o psicológica. Los mecanismos son similares.

A nivel animal, el cuerpo se prepara para afrontar los acontecimientos que provocaron el estrés. Podría ser un ataque del enemigo. ¿Qué haces cuando un enemigo te ataca? O huyes de la escena o te enfrentas al enemigo contraatacando. A esto se le llama estrategia de "lucha o huida" adoptada por el cuerpo.

Cuando quieres huir de la escena, necesitas más energía en tus piernas. Más energía significa que se suministrará más oxígeno a los músculos de las piernas. Esto a su vez significa más suministro de sangre a las piernas.

Puede producirse un mayor suministro de sangre con sangre rica en oxígeno cuando el corazón bombea más rápido y los pulmones respiran con más fuerza. Por lo tanto, la frecuencia respiratoria y cardíaca deben aumentar.

Ocurre algo similar cuando eliges enfrentarte al agresor y defenderte. Necesitas más energía para hacerlo. Durante la pelea, puedes lesionarte. Entonces, el cuerpo tiene que aumentar su inmunidad a las infecciones durante ese período de vulnerabilidad.

Básicamente, el cuerpo se pone en un alto estado de alerta. Ya sea que el estrés sea físico o psicológico, se activan mecanismos muy similares.

Como puedes ver, todos estos acontecimientos en el cuerpo son para su bien. Su objetivo es protegernos de cualquier eventualidad. Entonces, ¿qué tiene de malo el estrés?

El estrés se vuelve malo cuando dura mucho tiempo o ocurre una y otra vez. El estado en el que se pone el cuerpo sólo está destinado a una emergencia. Ese no es el estado normal. Por lo tanto, tarde o temprano el cuerpo tiene que volver a su estado "normal".

Pero el estrés prolongado o repetitivo no le dan al cuerpo la oportunidad de volver a la normalidad. Ahí es cuando comienza el problema.

El alto estado de alerta en al que el cuerpo logra llegar es el resultado de la secreción de varias hormonas como la adrenalina, el cortisol, etc. Estas hormonas tienen un efecto adverso a largo plazo en el cuerpo si su secreción se prolonga más allá de un límite seguro. Es necesario detenerlas una vez que el estrés desaparezca.

Sin embargo,  el estrés prolongado o repetitivo no permite que eso suceda. Y esto tendrá varias implicaciones adversas para la salud del cuerpo. Entonces, ¡estos salvadores de emergencia se convierten en los enemigos!

La mayoría de los problemas de salud que enfrentamos hoy en día, ya sea diabetes, problemas cardíacos, hipertensión, artritis, insomnio, obesidad, depresión, etc., se atribuyen a esta característica prolongada del estrés.

En muchos casos estos trastornos son causados por el estrés. En algunos casos, el estrés puede agravar un problema ya existente. El estrés prolongado también reduce nuestra inmunidad y nos hace más vulnerables a las enfermedades infecciosas.

Sólo para dar un ejemplo sencillo, permíteme observar el caso de los ataques cardíacos causados por un estrés prolongado.

Cuando uno repetidamente pasa por estrés, como habrás observado, los latidos de su corazón aumentan. Se secreta más adrenalina. Esto es para intentar bombear más sangre desde el corazón a las extremidades.

Las hormonas como el cortisol, que se secretan durante el estrés, endurecen las arterias con el tiempo. Por un lado, el corazón intenta bombear más sangre y, por otro, las arterias endurecidas no pueden expandirse lo suficiente para transportar la sangre a ese ritmo. Entonces, naturalmente, la presión arterial aumenta. Al corazón le resulta difícil bombear la sangre en una posición tan estrecha.

Es como tratar de cerrar la salida de una manguera cuando se fuerza a través de ella agua a alta presión. ¿Qué sucede? Al final, la manguera se rompe, especialmente si se ha endurecido. Eso es exactamente lo que le sucede al corazón. Termina en paro cardíaco o hemorragia interna.

Una cadena de acontecimientos similar ocurre también con otros casos de enfermedad.

Consulta el capítulo *"El estrés es la causa principal de los problemas"* de mi libro *"Cómo y por qué del yoga y la meditación"*para entablar un debate más detallado sobre el estrés y sus efectos en nuestra salud.

En lugar de recurrir a medidas de emergencia, siempre es prudente evitar la situación que ha provocado todo este desastre. Eso significa que debes mantenerte libre del estrés en la medida de lo posible.

¿Ayuda el Yoga a conseguirlo? Si es así, ¿cómo lo hace? Eso es lo que voy a tratar a continuación.

## ¿Cómo disminuye el yoga al estrés?

La mayoría de los estudios de investigación indican que el yoga reduce el estrés. Un menor estrés significa menos posibilidades de sufrir muchos problemas de salud que comentamos en la sección anterior. En realidad, no es necesario que recuerdes la sección anterior. ¡Esta lista de problemas de salud incluye casi todas las enfermedades que conocemos hoy! ☺

¿Cómo logra el Yoga la reducción del estrés?

Recordemos las tres cosas imprescindibles para experimentar estrés, que comentamos en un apartado anterior. Permíteme recapitularlos aquí. Para experimentar estrés, debería suceder lo siguiente.

1. Tiene que haber una rápida actividad neuronal en el cerebro ya sea por un evento externo o generado internamente por nuestros pensamientos. Esto último nos interesa.
2. Necesitamos prestar atención a esta actividad.

3. Los centros cerebrales interesados deben juzgar esta actividad como perjudicial para nosotros.

El yoga tiene mecanismos a través de los cuales las dos primeras condiciones pueden manejarse a nuestro favor.

Nuestros pensamientos pueden ser positivos o negativos. Por positivos me refiero a aquellos pensamientos que se interpretan como no amenazantes para nuestra existencia. Y obviamente, los pensamientos negativos son todo lo contrario.

Lo extraño de nuestros pensamientos es que se multiplican rápidamente mediante interacciones entre "pensamientos similares". Al mismo tiempo, los pensamientos positivos suprimen los pensamientos negativos y viceversa, según cuáles sean más fuertes.

Una forma de reducir el estrés es disminuir las causas de los pensamientos negativos, de modo que acabemos con menos de estos pensamientos. Esto le daría ventaja a los pensamientos positivos y nuestro estrés se reduciría.

El primer paso del yoga, Yama, tiene componentes que intentan conseguirlo.

¿De qué se trata este Yama?

En las siguientes secciones hablaré sobre Yama con mayor detalle. Adoptaré un enfoque basado en anécdotas mientras explico varios aspectos de Yama en lugar de seguir un enfoque formal rígido. Eso hará las cosas más claras y fáciles de entender.

Vamos a empezar.

### *¿Deberías ofrecer tu 'otra mejilla'?*

Una de las sugerencias de Jesucristo de la Biblia que se citan con frecuencia es: "Si alguien te da una bofetada en una mejilla, ofrécele también la otra mejilla". La implicación es que no debemos tomar represalias incluso si alguien nos hace algún daño. Es un concepto de "ama a tu enemigo" redactado de manera ligeramente diferente.

Jesús no sólo predicó ese ideal, sino que lo practicó durante toda su vida. Cuando fue injustamente colgado en la cruz y torturado, no resistió sino que simplemente oró a Dios para que perdonara a sus detractores.

Buda predicó a sus monjes que soportaran toda tortura que les infligiera su adversario.

Incluso cuando alguien, consciente o inconscientemente, envenenó a Buda y produjo eventualmente su muerte, Buda no se enojó con esa persona. ¡Su último consejo a sus discípulos fue que perdonaran a quien cometiera tal crimen!

Con la perspectiva de una tercera guerra mundial asomando por el horizonte, tal enfoque hacia un agresor parece muy poco práctico.

¿Será de ayuda alguna vez esa reacción contra los ataques que recibimos? ¿No deberíamos al menos protegernos a nosotros mismos? ¿No deberíamos impedir que el agresor siga atacando?

He explicado por qué tanto Jesús como Buda eligieron ese enfoque en mi libro "¿Estuvo Jesús realmente en la India? ". Probablemente, dadas las circunstancias en las que hicieron estas recomendaciones, esa era la mejor opción.

Pero los antiguos indios, salvo personas como Buda, nunca defendieron tal enfoque. Su mirada fue:

- Primero intenta disuadir al adversario de atacarte por cualquier medio que sea necesario, por supuesto sin recurrir a la violencia. Eso puede incluir dar consejos sensatos, solucionar los problemas amistosamente mediante discusiones, apaciguamiento, etc.: los llamados *Saama* , *Daana* y *Bheda.*
- Cuando todo lo demás falla, utiliza la última arma: represalias o *Danda.*

La epopeya india Mahabharata fue un gran ejemplo de este antiguo enfoque indio. Cuando los bandos de dos príncipes rivales estaban empecinados en hacer la guerra, el Dios encarnado Krishna hizo todo lo posible para evitar la guerra.

Pero cuando esta guerra fue inevitable, incluso el mismo Krishna adoptó arteros métodos para eliminar a los malhechores. No predicó "mostrar la otra mejilla", ya que sentía que eso equivaldría a cobardía y conduciría a un desastre mayor.

Puedes leer mi libro "La esencia del Mahabharata para gente ocupada " donde se ve cómo se adoptó este enfoque en un caso de la vida real.

Patanjali en su Yoga Sutra, enumera *a Ahimsa* como el primer "deber" en su conjunto de lo que se debe y no se debe hacer, es decir, *Yama*.

Ahimsa significa literalmente la no violencia: no permitirse dañar a otros.

La forma en que se define la palabra Ahimsa en los Yoga Sutra es la siguiente:

> ***No traicionar a ningún ser, en ningún momento y de ninguna forma, es Ahimsa.***
> *Yoga Sutra 2.30, según el cronista Vyasa*

Lo opuesto a Ahimsa es *Himsa,* es decir, violencia. Patanjali considera la violencia como una forma de traición: droha. Himsa no se limita únicamente a los seres humanos ya que dice: "cualquier ser". Tampoco se limita a lastimar físicamente a alguien, ya que dice "de cualquier forma". También dice "todo el tiempo".

La mayoría de las religiones piensan sólo en los seres humanos cuando hablan de no violencia. Piensan que matar un animal no constituye Himsa. Piensan que todos los seres excepto los humanos son "creados" para nuestro consumo.

Y por eso pensamos que no hay nada malo en matarlos. Matamos animales sin pensar en la violencia que se les inflige. Y la mayoría de las veces esta matanza no es imprescindible.

De ser un poco más sensible, te consuela creer que has minimizado "de alguna manera" la violencia causada a los animales sacrificados al adoptar ciertos métodos "humanitarios".

En los mataderos modernos y sofisticados, se dispara una sola bala al animal y en una fracción de segundo el animal muere incluso antes de que se dé cuenta de lo que está sucediendo. Probablemente no sienta ningún dolor. Y crees que no cometiste violencia.

Pero eso no cumple con la definición de Ahimsa de Patanjali. No importa cómo los mates, les estás arrebatando su derecho a existir. Esa es la mayor traición y el mayor dolor que puedes causar. Todo ser quiere seguir viviendo.

No se trata sólo de agresión física o asesinato. Todas las formas de violencia se consideran incorrectas y deben evitarse.


Esto plantea la pregunta más importante: ¿podremos algún día practicar ese valor?

Incluso si nos volvemos vegetarianos, ¿no comemos plantas y sus productos? Incluso las plantas tienen vida y también pueden tener sentimientos. ¿No les estamos arrebatando su derecho a vivir además de perjudicarlos?

¿Qué tal un pescador o un carnicero que vive de matar, aunque no tenga enemistad con los peces ni con ningún animal? ¡Si no mata, probablemente no pueda sobrevivir ya que ese podría ser su único sustento!

¿Qué pasa con un soldado comprometido en proteger a su país? Tiene que tomar represalias y matar al enemigo si es necesario. ¿Está equivocado?

El Yoga Sutra es consciente de todas estas posibilidades. Aconseja que si uno puede evitar todo tipo de Himsa, en todo momento y en todas las circunstancias, entonces eso es lo mejor. Es un ideal que tenemos que intentar alcanzar.

Probablemente, lo que el Yoga Sutra quiere decir es que uno debe tratar de evitar Himsa en la medida de lo posible. Cuando es inevitable, entregarse a Himsa se vuelve aceptable en esas circunstancias.

Entonces, probablemente la mejor manera de definir Ahimsa es 'evitar el Himsa remediable'. Si algo es inevitable, entonces estarás realizando Ahimsa de manera restringida, aunque hayas hecho Himsa.

Por lo tanto, un soldado que mata a su enemigo como parte de su deber o un carnicero que mata a un animal para ganarse la vida, puede ser visto como Ahimsa en una forma restringida. Lo único es que hay que hacer todo lo posible para evitar la violencia.


¿Por qué es tan importante Ahimsa?

Obviamente, cuando dañas a alguien, ese alguien seguramente tomará represalias. O puede ser que alguien te haga daño a cambio, o, por lo menos, siempre tendrás el miedo de ser atacado.

Eso es lo que ha estado sucediendo en el mundo estos días. No importa cuántos terroristas mates, más aparecerán y las masacres continuarán. Siempre estaremos bajo la sombra del miedo a ser atacados.

El miedo induce estrés y el estrés es la causa fundamental de todos nuestros problemas.

La matanza incesante de otros seres vivos para nuestro placer en última instancia nos perjudica, ya que nuestras vidas (incluida la de esos seres) están entrelazadas de alguna manera. La agonía de los demás tarde o temprano se vuelve un bumerán contra nosotros, y ni hablar de la culpa de hacer daño a algo para satisfacer nuestras necesidades egoístas.

Haciendo la suposición de que todos en el mundo siguieran Ahimsa tenemos entonces un mundo más pacífico, no sólo para nosotros sino también para todos los seres. Eso nos quita una gran carga a todos. Llena el ambiente de una inmensa positividad.

Se puede sentir que tal ideal no es factible. Incluso si practicas Ahimsa, no es necesario que el oponente también lo practique. Puede hacerte daño incluso si no tienes intención de dañarlo de ninguna forma.

Esto me recuerda una historia interesante de la vida de Buda. Había un ladrón llamado Angulimaala. Solía no sólo robar a la gente, sino que también disfrutaba cortando los dedos de sus víctimas y usándolos en su guirnalda. Por eso lo llamaban Anguli (que significa dedo) y Maala (que significa guirnalda). ¡El que tiene una guirnalda hecha de dedos!

Pero cuando Angulimaala entró en contacto con Buda, ese hombre abandonó sus métodos crueles y se convirtió en discípulo de Buda. Buda le predicó que evitara la violencia a cualquier precio. Y eso fue lo que hizo.

Sin embargo, la gente no estaba dispuesta a perdonarlo porque no estaban contentos con sus acciones pasadas. Lo persiguieron dondequiera que estuviera y comenzaron a atormentarlo. Angulimaala era lo suficientemente fuerte como para protegerse. Pero no lo hizo, ya que ahora era discípulo de Buda y creía en Ahimsa. Soportó todos sus ataques. En cierto modo, estaba pagando por sus pecados pasados.

Pero es muy difícil para todos ser Angulimaala. Incluso si evitamos la violencia por nuestra parte, no podemos aceptar dócilmente la injusticia que otros cometen.

Por tanto, es una cuestión bastante complicada. Lo único que uno puede intentar practicar es no caer en la violencia evitable. Intentar evitar la violencia en la medida de lo posible. Y cuando sea inevitable, tratar de reducir los daños causados. Quizás ese sea un enfoque más prudente.

¿Pero estamos siguiendo ese enfoque, incluso en este momento?

Desafortunadamente, nuestras decisiones están guiadas por ambiciones políticas, cegatona codicia de riqueza, demostraciones irreflexivas de superioridad, etc. Seguimos cayendo en la violencia evitable y a cambio nos convertimos en víctimas de ella. Esa es la parte triste de nuestra forma de vida.

La noción de violencia de Patanjali no se limita a dañar físicamente a alguien. Considera que incluso ser deshonesto con alguien es violencia. Es alguna forma de violencia mental porque estás traicionando su confianza en ti.


En la carrera de ratas que llamamos la búsqueda del placer, parece que hemos olvidado ciertos principios esenciales en nuestras vidas. No nos damos cuenta de lo que nos estamos perdiendo, poco a poco.

Hace varios años tuve una mala experiencia al comprar un reloj bastante caro en una tienda. Me gustó el reloj y quería comprarlo. Pero el comerciante me dijo que no aceptaba tarjetas de crédito y que sólo quería efectivo.

Tuve que correr a un cajero automático cercano y buscarle el efectivo. Finalmente, mientras lo envolvía, me dijo que no aceptaría devolución si yo encontrara algún problema más adelante. Incluso el recibo que me dio por el pago no tenía detalles del artículo que compré.

Pero confié en él y seguí adelante con la compra, sólo para descubrir, después de unos días, que el reloj estaba dañado. Básicamente, el comerciante me había engañado a sabiendas. ¡Pero fue demasiado tarde!

Eso me dio mal sabor de boca y decidí no volver a confiar en esas tiendas.

No estoy diciendo que todos los comerciantes sean deshonestos. Pero una excepción puede arruinar la reputación de toda la comunidad e inspirar desconfianza.

Hace unos años visité algunos pueblos de la India. Al parecer, la gente de esos pueblos nunca cierra con llave las puertas de entrada de sus casas cuando salen. ¡Estaban seguros de que nadie robaría nada en su ausencia! Esa era la confianza que tenían en sus semejantes. ¡Qué reconfortante!

También he leído historias sobre remotas aldeas japonesas donde los agricultores locales dejan sus productos en una parada de autobús, con una etiqueta de precio pegada. ¡Totalmente desatendido! Las personas que visitan esa parada de autobús eligen lo que quieren y depositan el dinero exacto en la caja que se guarda allí. Ni el granjero espera que nadie le engañe, ni nadie recoge algo sin dejar caer el dinero.

Esto no es cualquier cuento de hadas que esté inventando. Son incidentes reales.

Recuerdo al presidente de una empresa que solía escribir bromas del Día de los Inocentes en su blog. Dejó de hacerlo hace unos años. La explicación que dio fue que existen muchas falsedades en estos días, ¡y él no quería agregar más! ¡No quería mentir ni siquiera como broma! Ésa fue su reacción ante el deterioro de los valores de la vida en estos días.

¿Y qué tal el aviso que vi afuera de un laboratorio universitario que decía que "cualquier persona sorprendida manipulando las computadoras en el laboratorio sería multada con 25 dólares"? ¿Es ese el precio de la honestidad? ¡En lugar de inculcar un sentido de responsabilidad, pensamos que todo puede controlarse mediante el miedo al castigo!

Estoy dando todos estos ejemplos para dejar claro que un ambiente lleno de confianza mutua es un paraíso en el que vivir. Pero, desafortunadamente, no parecemos darnos cuenta de eso. Siempre pensamos que, mientras no nos atrapen, podemos seguir haciendo lo que queramos.

Sin embargo, la deshonestidad es un arma de doble filo, corta a ambos: al que es deshonesto y al que es la víctima. Y todos nosotros seremos víctimas algún día.

Entonces, cuando Patanjali impone *Satya* o la honestidad, como el segundo "deber" en su primer paso del Yoga, es decir, Yama, no es sólo un dogma. Hay algo mas. El Yoga Sutra llega al extremo de decir que ser deshonesto es una forma de cometer violencia contra el prójimo.

¿Qué es exactamente Satya según Patanjali?

El cronista del Yoga Sutra, Vyasa, explica Satya de la siguiente manera:

- Tiene que haber coherencia entre las palabras, los hechos y los pensamientos. Es necesario decir lo mismo que se tiene en mente y también las acciones deben reflejar eso: una coherencia triple entre palabras, pensamientos y acciones.
- El propósito de comunicar algo debe ser compartir pensamientos. Por lo tanto, no debería implicar engaño. No debe inducir a error a la otra persona ni carecer de sentido.

Debería redundar en beneficio de todos los seres.

- El hablar no debe tener la intención de dañar a alguien. En caso de que lo que digas finalmente perjudique a alguien, entonces trae tanto provecho como decir una mentira, incluso si dices la verdad. Semejante verdad no tiene sentido.
- La comunicación engañosa acaba perjudicando no sólo a la otra persona, sino también al propio hablante a largo plazo. Por eso hay que tener mucho cuidado al decir lo que se dice. El propósito final debe ser el bien de todos los seres, y no sólo de uno mismo.

Mucha gente tiene una confusión entre referirse a un hecho y decir la verdad. Esto no es siempre lo mismo. Permítanme narrar una pequeña historia de la epopeya india *Mahabharata* para ilustrar esta sutil diferencia.

Durante la guerra del Mahabharata hubo una feroz lucha entre los Kauravas y los Pandavas. El capitán del ejército Kaurava, Drona, estaba masacrando a miles de soldados Pandava y parecía imposible detenerlo.

Finalmente, a Krishna se le ocurrió una salida. Quería debilitar mentalmente a Drona para retirarse del campo de guerra. Krishna sabía que Drona amaba tanto a su hijo Ashwatthama que si algo le sucediera, Drona se entristecería.

Pero matar a Ashwatthama no fue fácil. Entonces, lo que se decidió fue convencer a Drona de que

Ashwatthama fue asesinado. A Yudhishthira, el mayor de los Pandavas, se le pidió que le dijera a Drona que Ashwatthama había sido asesinado. ¡Pero Yudhishthira nunca diría una mentira!

Entonces, lo que hizo Bhima, su hermano menor, fue matar a un elefante llamado Ashwatthama y pedirle a Yudhishthira que anunciara que Ashwatthama había sido asesinado. Y Yudhishthira obedeció.

Drona creía que el Ashwatthama al que se refería Yudhishthira era su hijo Ashwatthama y bajó los brazos impactado por el dolor.

Pero el hijo de Drona, Ashwatthama, no fue asesinado. Era sólo un elefante con el mismo nombre. Entonces, cuando Yudhishthira hizo el anuncio, estaba hablando del elefante que fue asesinado y no del hijo de Drona. Pero Drona lo confundió con su hijo.

Ahora la pregunta es "¿dijo Yudishthira una mentira?" Se puede decir que no, ya que se refería al elefante y no al hijo de Drona. Todo lo que dijo era un hecho.

Pero tenemos que observar la intención de Yudhishthira. Su intención era engañar a Drona. Sabía muy bien que Drona llegaría a un error con sus palabras. Entonces, a sabiendas dijo algo que puede ser un hecho, pero no una verdad. Básicamente tenía algo en mente y sus palabras decían algo más. Esa es la razón por la que se convierte en mentira aunque se base en un hecho.

Curiosamente, incluso el Mahabharata dice lo mismo. ¡Dice que el carro de Yudhishthira se hundió en el suelo como resultado de haber dicho una mentira!

Entonces, existe una sutil diferencia entre decir la verdad y simplemente relatar un hecho. No son necesariamente iguales.

Y bien, en el mundo actual me pregunto si hay alguien que acepte estos elevados ideales de Patanjali. ¿No estás de acuerdo en que un mundo así sería un lugar ideal para vivir, en donde todos sean honestos, por poco prácticos que parezcan estos ideales?

Al menos hagamos algún esfuerzo en esa dirección.

### ¡No mastiques tabaco robado!

"¿Qué tiene que ver el mascar tabaco con el Yoga?" debes estar preguntándote. Estoy a punto de narrar una historia interesante para ilustrar el siguiente "deber" en los Yamas de Patanjali.

Probablemente hayas oído hablar de Ramakrishna Paramahamsa, el gurú de Swami Vivekananda. Esta interesante historia que les voy a narrar está relacionada con él.

Corrían los tiempos en que probablemente la gente no era consciente de los efectos nocivos de mascar tabaco. Masticar tabaco no se consideraba un mal hábito. Entonces, Ramakrishna, como muchos otros indios de aquellos días, solía mascar tabaco.

Un día, Ramakrishna quería tabaco. Entonces, envió a uno de sus discípulos a buscar tabaco en una tienda cercana.

Pero cuando el discípulo llegó a la tienda, el comerciante no estaba, pero había dejado su tienda abierta como era la práctica habitual en aquellos días en la India. Nadie sospechaba que alguien robaría algo en ausencia del comerciante.

El discípulo esperó un rato, pero como se hacía tarde se sirvió un poco de tabaco pensando que más tarde le pagaría al tendero. Regresó a Ramakrishna con el tabaco.

Pero, extrañamente, cuando Ramakrishna comenzó a mascar tabaco, inmediatamente sintió una sensación de vómito y no pudo masticarlo más. Le preguntó al discípulo si había sucedido algo inusual al regresar de la tienda. Ramakrishna sospechaba que de alguna manera el tabaco podría haberse contaminado.

El discípulo le narró honestamente a Ramakrishna lo que había sucedido y cómo fue a buscar el tabaco. En el momento en que Ramakrishna supo que el discípulo no le había pagado al tendero, lo regañó y le pidió que volviera a la tienda, y le pagara.

Ramakrishna consideró que como no se hizo ningún pago, era como robar el tabaco. ¡Sintió que esa era la razón por la cual su cuerpo rechazaba el tabaco, dado que fue robado!

Ni el discípulo tenía intención de robar, ni Ramakrishna estaba siquiera consciente de que el pago no se había realizado. ¡Sin embargo, Ramakrishna consideró que eso era un robo!

Ésa es la clase de pureza que Ramakrishna solía mantener en su vida.

Robar no significa necesariamente tomar alguna posesión de alguien sin su conocimiento. Incluso el deseo mental de poseer una pertenencia de otra persona equivale a robar. Patanjali incluso amplía esta noción al decir que aceptar cualquier cosa que legalmente no sea tuya equivale a robar.

Permítanme narrar otra historia interesante de los Upanishads indios para ilustrar este punto.

Una vez hubo una grave hambruna. Un brahmán pobre y su esposa viajaban grandes distancias en busca de un lugar habitable donde pudieran ganarse la vida. Llevaban días muriendo de hambre. Ni siquiera tenían un poco de agua.

Finalmente, se encontraron con un pobre que estaba comiendo algo de sus manos. El brahmán pidió al pobre que compartiera algo de lo que tenía. El pobre accedió gustoso y se despidió con un puñado de granos que tenía en su poder.

El brahmán comió esos granos y bebió un poco de agua para saciar su sed. Descansó un rato y una vez más comenzó a avanzar en busca de un lugar mejor.

El pobre ofreció más grano al brahmán para su viaje. Pero el brahmán se negó a aceptarlo diciendo que el grano que ya había comido le daba fuerzas suficientes para caminar un poco más. Ya no estaba desesperado por comer algo y por eso no quería aceptar lo poco que tenía el pobre. ¡Eso equivaldría a arrebatarle su única posesión!

Los granos no pertenecían realmente al brahmán y llevarse más allá de lo esencial equivalía a un robo.

Literalmente, la palabra sánscrita *Stheya* significa robar. Lo opuesto a Stheya es *Astheya:* no robar.

Astheya es el tercer "deber" en el primer paso del Yoga de Patanjali, a saber, Yama. Pero cuando Patanjali recomienda Astheya, implica una amplia gama de ideas. No se trata sólo de robo.

Tomar algo de alguien con o sin su conocimiento también equivale a robar. Básicamente, tratar con cualquier cosa que no te pertenezca legalmente es robar. Esto es así incluso si el propietario te lo da voluntariamente pero tú no lo mereces por alguna razón.

Ampliando aún más el alcance de Astheya, incluso anhelar o desear lo que pertenece a otra persona también equivale a robar. Es una especie de robo mental. Puede que no te entregues al acto físico, pero tu mente sí. Por lo tanto, no es sólo la acción, sino incluso la intención lo que cuenta.

Puede resultar extremadamente difícil ser tan estricto en la práctica. Pero el detenerse y pensar antes de adquirir cosas es algo que seguramente todos podemos hacer. Esto puede disminuir muchos de nuestros problemas. Únicamente conseguir lo que queremos no es tan importante, sino que cómo lo conseguimos también importa.

Astheya reduce la desconfianza, el miedo, los malos sentimientos, los celos, la animosidad, la decepción, etc. También frena la codicia y nos permite llevar una vida satisfactoria. Sin mencionar que calma la mente y ayuda en la práctica del Yoga.

*¡La mejor prueba para un gurú genuino!*

Hoy en día vemos gurúes por todas partes. Cada gurú tiene millones de seguidores. Tienen una maquinaria de propaganda activa construida a su alrededor. A menudo resulta extremadamente difícil separar un gurú falso de uno genuino. Pero tengo una prueba sencilla para decidir quién es un gurú genuino 😊

Basta mirar la riqueza mundana que tiene. Su palaciego *ashram*, los costosos vehículos que utiliza, el traje de diseñador que viste, las joyas con las que adorna su cuerpo, etc. Eso debería darte una idea de su autenticidad.

En el pasado, existieron gurúes que tenían docenas de autos caros: ¡casi un auto diferente cada día del año! ¡Incluso en los últimos tiempos hay gurúes a los que les gusta tener no sólo coches y bicicletas, sino también aviones! ¡Aún llegan a defender descaradamente que poseer riqueza no es un delito y que la frugalidad es una virtud pasada de moda!

Bueno, ellos tratan los asuntos del espíritu  y se justifica que digan eso 😊


Pero ¿por qué todos los gurúes genuinos del pasado desaconsejan la acumulación de pertenencias?

En la Biblia hay una historia interesante. Una vez un hombre rico se acercó a Jesucristo y le expresó su deseo de ser su discípulo. Jesús puso como condición que el hombre rico primero donara todo lo que tenía a los pobres. Entonces y sólo entonces podría convertirse en discípulo. ¡Obviamente el rico no estuvo de acuerdo! No hace falta decir que Jesús no lo aceptó como su discípulo.

Buda fue un príncipe que heredó muchas riquezas. Era un heredero al trono. Pero él rechazó todo eso y se fue sólo con un cuenco de mendicidad y dos prendas de vestir como únicas posesiones.

Al igual que Jesús, Buda ni siquiera tenía "un lugar donde reposar la cabeza". Dormía bajo los árboles. Vivía de lo que la gente dejaba caer en su cuenco de mendicidad. Sólo comía una vez al día y nunca se molestaba en guardar nada para el día siguiente. ¡Comenzaría el día siguiente con un cuenco limpio!

Incluso el Corán aboga por la frugalidad. No le gusta andar tras las posesiones mundanas.

Los indios védicos consideraban que no acumular riquezas era una gran virtud. El antiguo legislador Manu dice que aquel que gana lo suficiente para el día es superior entre los hombres.


¿Por qué todo este énfasis contra la acumulación de riqueza?

La riqueza contiene muchos problemas como:

- En primer lugar, no importa cuánto ganes, nunca estarás completamente satisfecho. Seguirás buscando formas de ganar más riqueza. Es una trampa sin fin.
- Cuando tienes más riqueza de la que necesitas, probablemente tendrás más enemigos que querrán arrebatártela. ¡Tienes

que preocuparte no sólo por proteger tu riqueza sino también tu vida!

- Al acumular riqueza, indirectamente estarás arrebatando la parte justa de los recursos de otra persona.
- Estarás fomentando una distribución desigual de los recursos que termina dividiendo a la sociedad entre ricos y desfavorecidos. Esto, a su vez, estimulará el malestar social.

Sin embargo, nuestros gurúes ávidos de riquezas tienen una solución para contrarrestar esto. Dicen que ganando más riqueza puedes ayudar a las personas en apuros. Puedes reunir a más personas y conducirlas hacia una sociedad mejor, y así sucesivamente.

Superficialmente, suena bonito y lógico. Es como música para muchos de nosotros que queremos hacer Yoga pero no queremos llevar una vida disciplinada 😊

En primer lugar, pocos de estos gurúes comparten alguna vez su riqueza con alguien excepto para dar un poco de servicio comunitario, alimentar a los pobres, plantar árboles, etc. Pero todo el mundo sabe que estas cosas se hacen a menudo con el objetivo de evadir impuestos 😊

No, no puedes montar un león sólo para domesticarlo. Una vez que estás arriba, no hay forma de bajar. El león te devoraría. Entonces, hay que seguir sentado sobre el león para siempre.

¿Cuántos ashrams seguimos viendo hoy en día donde las bandas rivales pelean entre sí por el tema de la sucesión del gurú? ¡Sus ojos a menudo están puestos en el imperio que el gurú ha construido, en todo momento!

No existe verdad en lo que estos gurúes dicen en defensa de su codicia por la riqueza.

Entonces, la mejor manera es ser prudente al acumular riqueza. Manténla al mínimo posible sin ponerte a ti y a tu familia en apuros. Y si ganas más de lo que necesitas, sé generoso y compártelo con otras personas que puedan tener mayores necesidades.

De esa manera, estarás libre de los efectos nocivos de acumular riqueza y, al mismo tiempo, estarás contribuyendo con tu poder a reducir la desigualdad en la sociedad. Eso conduce a menos tensión, menos sufrimiento.

Hay más razones aún para que nuestros gurúes actuales sigan este precepto. Tienen la responsabilidad de dar un buen ejemplo a sus seguidores, quienes los emularán en todos los aspectos. Si ellos mismos son negligentes en este aspecto, sus discípulos pueden extraviarse totalmente.


Patanjali llama a esta virtud *aparigraha*: no adquirir más que para necesidades básicas. Este es el cuarto "deber" del primer paso de Patanjali, a saber, Yama.

El último 'deber' en los Yamas de Patanjali es más interesante. Hay muchos que tienen mucha confusión al respecto. Ésa es la palabra *brahmacarya* que a menudo se proyecta como una palabra mística en el Yoga.

### *Brahmacarya: ¡la palabra más incomprendida!*

Gracias a las ideas mal concebidas de Hatayoga, esta palabra brahmacarya ha sido un disuasivo para muchos entusiastas sinceros del Yoga.

En pocas palabras, Hatayoga dice que brahmacarya tiene que ver con la "preservación de la energía sexual", sea lo que sea que eso signifique. No se trata de celibato. Es una noción extraña que no insiste en la abstinencia. Puedes conservar tu energía sexual incluso cuando continúas disfrutando del sexo.

He ridiculizado estas ideas ilógicas de Hatayoga en mi libro "Hata Yoga – Mitos destrozados". Me saltaré esos detalles aquí.

Pero he visto a muchos gurúes del Yoga modernos insistiendo en Brahmacarya con la definición hatayóguica del término. Muchos gurúes atribuyen su vigor físico o su resistencia mental o incluso sus logros en el Yoga a la preservación de la energía sexual o Brahmacarya.

Al mismo tiempo, he oído hablar de personas que temen no poder practicar Yoga porque no pueden respetar Brahmacarya. ¡Algunos incluso dan eso como excusa para abandonar la práctica del Yoga!

Todas estas son ideas ridículas.

Si ese es el caso, ¿qué significa realmente Brahmacarya?

En la antigua India, Brahmacarya representaba una etapa de la vida en la que uno vivía en una escuela residencial junto con sus maestros como estudiante.

*Brahma* significa "maestro" y *Carya* significa "estar con". Ese es el momento en el que te quedas con tus profesores y estudias en una escuela residencial. No tiene relación directa con el celibato ni con la preservación de la energía sexual.

Sin embargo, se aconseja a todos los estudiantes que limiten sus ansias de placeres. Ir tras los placeres desviaría su atención de los estudios. Por eso, se les aconseja centrarse en los estudios y no en otras cosas. Hay tiempo para disfrutar más adelante en la vida, como mencioné en una sección anterior.

Lo mismo ocurre cuando quieres seguir la práctica del Yoga. Lo mejor es que mantengas una devoción resuelta en ello. Menos distracción significa una mejor concentración mental. Eso es lo que Brahmacarya debe haber querido decir. Te concentras en el Yoga de la misma manera que un estudiante se concentra en sus estudios.

En el Bhagavad Gita, Krishna define el Yoga como una forma de vida equilibrada. Ni abnegación total ni indulgencia excesiva. Krishna dice que todas nuestras actividades, ya sea comer o cualquier otro disfrute, nuestras interacciones con el mundo, etc., deben ser 'Yukta' . Es decir, deben ser apropiados y comedidos. Si uno practica Yoga de esa manera, Krishna dice que el Yoga puede aliviar todas nuestras miserias.

> **El yoga alivia el dolor de quien limita sus disfrutes a lo que es apropiado, hace todo con moderación y permanece alerta ya sea que esté despierto o dormido.**
>
> **- Bhagavad Gita 6.17**

Lo que es apropiado puede variar de persona a persona y de ocasión a ocasión.

Eso no significa que el Yoga respalde un estilo de vida sin preocupaciones. No es tan así. No hay margen para la promiscuidad.

"No es el exceso de indulgencia en los placeres de los sentidos. Es sólo quedarse dentro de los límites esenciales". Eso es lo que Patanjali parece defender cuando estipula que Brahmacarya es el quinto paso en su primera etapa del Yoga, es decir, Yama.

Esta interpretación está dentro de la connotación que encontramos también en las prácticas meditativas budistas. Buda a menudo desaprobaba el estricto estilo de vida de los yoguis de su época, que vivían una vida de completa abnegación. Incluso el Bhagavad Gita y los Upanishads respaldan el mismo punto de vista.

Lo que pasa es que Hatayoga se desvió del tema. Irónicamente, es entre los gurúes del Hatayoga donde encontramos faltas.

Un caso reciente es el de un gurú que quedó enredado en un determinado escándalo sexual. ¡Sus seguidores trataron de ignorarlo como si fueran prácticas tántricas válidas del Hatayoga! ¡Este gurú incluso solía hacer que los discípulos firmaran un acuerdo en el que decían que no tenían objeciones a tales prácticas!

Eso es lo que sucede cuando no entiendes correctamente el Yoga. O cuando intentas malinterpretarlo.


En las secciones anteriores, analizamos los 5 principios del primer paso del Yoga, a saber, los Yamas. Déjame reiterarlos. Estos cinco son Ahimsa, Satya, Astheya, Aparigraha y Brahmacarya.

O para decirlo en términos generales, significan no permitirse hacer algún daño evitable a otros, practicar la triple honestidad, no tomar algo sobre lo que no se tiene derecho, no acumular riqueza y mantener el control sobre los deseos.

*¿Qué hacen estas 5 estipulaciones de Yama?*
Los cinco deberes de los Yamas pueden parecer muy poco prácticos y algunos parecer mandatos religiosos. En el mejor de los casos, se pueden ver como pautas éticas. Definitivamente tienen un trasfondo ético, pero son más que eso. De hecho, ayudan en la práctica del Yoga.

Cuando no te permites causar daño evitable a otros, es decir, cuando practicas Ahimsa, te liberarás del miedo al daño recíproco por parte del agraviado.

Bueno, la gente todavía puede hacerte daño sin que sea culpa tuya. Pero si se crea un entorno en el que la mayoría de la gente sigue a Ahimsa, automáticamente la violencia mutua se reduce. La mejor manera es comenzar a partir de tu propósito.

De manera similar, cuando practicas Satya o una forma de vida honesta, tienes menos razones para sentirte culpable y menos razones para temer que te descubran. Tendrás más confianza de que estás en el camino recto. No hace falta decir que en una sociedad en donde más personas siguen una forma de vida honesta, habrá menos tensión.

Podría continuar con cada componente de Yama de esta manera. Todos disminuyen la causa de los pensamientos negativos. Cuando tienes menos pensamientos negativos, ¡la mitad de la batalla ya está ganada!

En la siguiente sección discutiremos sobre el segundo paso del Yoga, a saber, Niyama.

*Las cuatro cosas que pueden, potencialmente, darte tranquilidad*

En la sección anterior analizamos los cinco "deberes" de Yama, el primer paso del Yoga de 8 pasos de Patanjali.

Si has observado con atención, estas 5 cosas pueden eliminar las causas del malestar mental.

Básicamente, intentan eliminar las causas de los pensamientos negativos.

Patanjali detalla cinco cosas más que se deben hacer como parte de su segundo paso, a saber, *Niyama*. Estos están destinados a desarrollar una perspectiva mental positiva. Permíteme ahora abordar cuatro de ellos en esta sección.

Probablemente hayas experimentado que cuando te bañas por la mañana te sientes fresco y tranquilo. Tu mente y tu cuerpo se sienten relajados. Es por ello que se recomienda un baño antes de una práctica de meditación.

El baño implica únicamente limpiar el cuerpo. Pero ¿qué tal si limpiamos también la mente? Me refiero a alimentar pensamientos positivos todo el tiempo. Eso te tranquilizará y te proporcionará un estado mental más propicio para la práctica del Yoga.

Patanjali lo llama *Sauca* . Sauca se trata de mantenerse limpio, tanto corporal como mentalmente. Ese es el primer "deber" en el segundo paso del Yoga de Patanjali, a saber, Niyama.

¿Alguna vez has observado qué causa la mayoría de las perturbaciones mentales? Es la insatisfacción. Insatisfacción con el trabajo, insatisfacción con la riqueza que se tiene, con los logros, con el cónyuge, con los hijos, etc.

Pero el hecho es que nada en la tierra podrá darte una satisfacción plena. Cuanto más obtienes, más deseas. El proceder correcto es estar contento con lo que tienes.

¿Significa esto que nunca debes esforzarte por mejorar? No, no significa eso. Puedes intentar mejorar tus circunstancias, pero trata de no desconcertarte si no tienes éxito en tus esfuerzos.

Sé feliz con lo que ya tienes en lugar de lamentarte por lo que no podrás tener. Ten la esperanza de que algún día las cosas mejorarán. Y por el momento, conténtate con lo que tienes y piensa en positivo sobre el futuro.

Ese es *Santhosha* , el siguiente "deber" en el segundo paso de Patanjali, es decir, Niyama. Santhosha se trata de estar contento con lo que tienes.

Muchas veces, por mucho esfuerzo que pongas en algo, tiendes a fracasar. El fracaso te desanima y te hace sentir miserable. No todo está bajo tu control y hay múltiples fuerzas que actúan juntas. El resultado de tus acciones es el efecto combinado de estas fuerzas además de tus esfuerzos.

Por lo tanto, no te desanimes por completo cuando estés mirando fijamente al fracaso, cuando las miserias te atasquen. Desarrolla la resistencia mental para superar todos los fracasos.

En el Bhagavad Gita, Krishna aconseja que uno debe observar al éxito y al fracaso de forma igualmente equilibrada. Así también a los elogios o críticas de las personas que te rodean.

Añade además que uno debe actuar sin perturbarse demasiado por el éxito o el fracaso. Estar equilibrado es de lo que se trata el Yoga.


Éste es el tercer "deber" de Patanjali en Niyama. Él lo llama *Tapah*. Tapah se trata de permanecer imperturbable ante cualquier cosa que suceda en tu vida.


Pasemos al cuarto "deber" del Niyama de Patanjali.

Probablemente recuerdes tus días de infancia, cuando solías leer muchas historias de fantasmas. Muchos de nosotros que hicimos eso desarrollamos miedo a los fantasmas y vampiros. Si tales fantasmas existen o no, es un asunto diferente. Pero incluso después de crecer, el miedo a los fantasmas nos persigue durante bastante tiempo. Ése es el efecto que deja lo que leemos.

La mayor parte de la literatura religiosa tiene un núcleo que induce a la positividad. He leído y hasta cierto punto estudiado escrituras de muchas de las principales religiones del mundo. He encontrado los mismos pensamientos positivos en todos ellos, ya sea la Biblia, el Corán, los Tripitakas budistas o el Bhagavad Gita hindú. Leerlos ayuda a desarrollar un estado mental positivo.

Patanjali dice que leer y estudiar escrituras religiosas puede inculcarte pensamientos positivos.

Eso no significa que necesites cambiar tu afinidad religiosa para practicar Yoga. No. Si eres cristiano, encontrarás suficientes cosas motivadoras y pensamientos positivos en la Biblia, en las maravillosas palabras de Jesucristo. Si eres musulmán, el Corán puede estimularte. Un budista puede encontrar consuelo en las palabras de Buda registradas en los Tripitakas. Gita puede calmar la mente de un hindú devoto. Entonces, lee lo que te resulte natural.

Incluso si no deseas asociarte con ninguna religión, aún puedes desarrollar un acondicionamiento mental adecuado leyendo las historias de vida de grandes personas, personas que han llevado una vida impecable, trabajando por la humanidad; personas que cultivan grandes valores. Eso inculca una configuración mental positiva y minimiza la negatividad. Eso calma y tranquiliza la mente.

Patanjali llama a esa lectura *Swadhyaya* . Ése es el cuarto 'deber' en Niyama de Patanjali.


Ahora, revisemos cada uno de estos cuatro "deberes" de los Niyamas antes de pasar al siguiente.

Un cuerpo y una mente limpios definitivamente ayudarán a calmar la mente. Ese es Sauca. Si estás contento con lo que tienes, habrá más positividad en ti. No te molestará el deseo de más. Eso sucede cuando practicas Santhosha.

Lo mismo se aplica también a Tapah. Cuando desarrollas equilibrio hacia los caprichos de la vida, nada puede perturbarte. Seguirás siendo positivo. El leer libros inspiradores o Swadhyaya también aumenta el pensamiento positivo.

Lo último que se debe hacer en los Niyamas de Patanjali es rendirse a Dios o *Ishwara Pranidana*.

Pero algunas personas no aceptan la noción de Dios. Se declaran ateos. Dicen que Dios no existe. ¿Qué hay de ellos?

### *¡Dios puede ayudar incluso si no existe!*

¡Sigo encontrándome con muchos autoproclamados racionalistas que declaran con orgullo que son ateos! ¡Están seguros de que Dios no existe y quieren que les creas!

Pero todavía no me he encontrado con una sola persona, racionalista o no, que pueda probar o refutar la existencia de Dios. Ninguna de estas cosas es posible.

De todas maneras, la forma en que se habla de Dios en los antiguos Upanishads indios excluye cualquier declaración definitiva sobre Dios, y mucho menos probar o refutar su existencia.

Los Upanishads dicen que Dios está más allá de nuestra percepción sensorial. Más allá de las palabras. Más allá de nuestros pensamientos. Siendo ese el caso, no hay manera de que podamos probar o refutar su existencia.

Todas nuestras pruebas dependen en última instancia de la percepción sensorial o la ideación. Dado que nada de esto se aplica a la entidad llamada

Dios, no hay manera de que podamos abordarla empíricamente.

Como admite honestamente un sabio upanishádico,

> **Nuestros ojos no pueden verlo (es decir, a Dios). Tampoco podemos describirlo usando ninguna palabra. Está más allá de nuestra mente.**
> **No lo hemos entendido completamente. Ni sabemos explicar a los demás lo que hemos entendido.**
>
> — *Kena Upanishad 1.3*

El sabio expresa su incapacidad para hacer una declaración definitiva sobre Dios. Creo que necesitamos tener ese tipo de humildad.

Si observas honestamente, hay muchas cosas en nuestra vida que damos por sentado sin preocuparnos por su realidad. La verdad es que existen demasiadas cosas así.

Por ejemplo, no hay manera de que podamos probar que el sol definitivamente saldrá al día siguiente. Pero cada noche, todos nos acostamos con la firme creencia de que el sol saldrá a la mañana siguiente y que iremos a nuestras oficinas.

Entonces, en términos prácticos, lo que es más importante es si alguna creencia es útil o no; ¿nos perjudica o nos beneficia? Si alguna creencia es beneficiosa y no nos daña de ninguna manera que se pueda imaginar, entonces esa creencia es aceptable. Esto es independiente de su validez fáctica o de otro tipo.

Lo mismo se aplica también a Dios.

Incluso si Dios realmente no existe, la fe en Dios puede incitar en nosotros la esperanza de que hay alguien que siempre nos rescatará cuando estemos en una circunstancia de impotencia. No nos veremos obligados a vivir en una situación desesperada sin salida a la vista. Podemos encontrar consuelo en que nuestros problemas terminarán con la ayuda de fuerzas invisibles. Ese es un gran impulso de positividad. En este proceso, la existencia o no de Dios se vuelve inmaterial.

A diferencia del concepto religioso de Dios, que es una persona que a veces nos habla, que se complace con nuestras acciones o se molesta, el concepto upanishádico de Dios es más abstracto.

Los Upanishads nunca caracterizan a Dios como Él, Ella o Eso, y mucho menos le dan una forma humana. También dicen que Dios está más allá de todos los tratos empíricos.

Patanjali declara a Dios como un alma especial que siempre está libre de todo engaño y es omnisciente. Se refiere a este Dios como *Ishwara* o Señor Supremo. Él dice que el sonido OM denota este Ishwara.

Según Patanjali, meditar en OM puede llevarnos a la etapa final del Yoga, es decir, el Samadhi.

¿Cómo sucede esto?

Patanjali dice que cuando uno medita en OM, el velo de ignorancia que normalmente cubre el alma se elimina automáticamente.

El alma, por su propia naturaleza, es siempre bienaventurada y omnisciente. Pero este manto de ignorancia normalmente envuelve al alma. Eso encubre su estado de bienaventuranza y el alma se vuelve propensa a las miserias.

Una vez que el alma sale de su ignorancia, se da cuenta de su verdadera naturaleza. Ésa es la realización definitiva. Ese es el objetivo del Yoga.

Patanjali llama a este proceso Ishwara Pranidana. *Ishwara* significa Señor Supremo y *Pranidana* es entregarse a él. Él no es Krishna, ni Jehová, ni Jesús, ni Alá, sino algún concepto al que te entregas y así logras tu objetivo.

Si no puedes pensar en cosas abstractas, aún así está bien. Si eres hindú, puedes imaginar a Ishwara como Krishna o algún otro dios hindú. Si eres cristiano, Jesús puede ser Ishwara. Para un musulmán, es Alá. Realmente no importa. Es sólo una manera de salir de su estado de ilusión.


Rendirse al Señor o Ishwara Pranidana es el quinto "deber" en el segundo paso, Niyama, del Yoga. Es una opción, pero no una parte esencial del Yoga. Puedes optar por ignorarlo si lo deseas.

Por cierto, en mi libro "Cómo y por qué del yoga y la meditación" he dedicado un capítulo completo, titulado "Canta para eliminar el estrés", para desarrollar este concepto de entrega a Dios.

En ese capítulo, he explicado cómo se pueden utilizar los cantos devocionales como medio para aliviar el estrés. También he explicado cómo funciona y la forma correcta de lograrlo.

Entonces, no es importante que Dios tenga que existir para que todo esto funcione. La fe y el enfoque correcto por sí solos producen resultados. Recuerda mis palabras: es "enfoque correcto", no sólo la fe. Puedes leer mi libro para más detalles.

Los cinco "deberes" de Yama y otros cinco "deberes" de Niyama juntos garantizan una mente casi libre de estrés. Estos eliminan las causas de los pensamientos negativos y al mismo tiempo fortalecen los pensamientos positivos.

En el resultado neto, los pensamientos positivos tendrían ventaja y los negativos se extinguirían gradualmente. ¡Los pensamientos agonizantes son demasiado débiles para producir otros similares!

Al final, te quedarán pensamientos más positivos. Y obviamente, nuestros amigos, es decir, las amígdalas, los interpretarán como no amenazantes. Entonces, nos deshacemos de la mayor parte de nuestro estrés.

La liberación del estrés es importante no sólo desde el punto de vista de la salud, sino que también es necesaria para prepararse para nuevos pasos en el Yoga. Una mente estresada no puede centrarse en los procesos posteriores del Yoga.

Pero aquí hay un argumento interesante.

### *¿Es primero el huevo o la gallina?*
Patanjali comienza su proceso de Yoga con una serie de cosas que se deben y no se deben hacer, casi similares a los pasos de Buda para una forma correcta de vivir. Estos pasos están destinados a preparar el acondicionamiento mental adecuado y necesario para la práctica del Yoga.

La mayoría de los gurúes del yoga modernos ignoran por completo estos pasos o simplemente los imparten de la boca para afuera. Afirman que estos no son realmente necesarios, ya que se vuelven automáticos cuando uno alcanza la etapa final del Yoga.

Dicen que en lugar de quedarse atascado en la preparación de la estructura mental adecuada, uno debe saltar inmediatamente a la meditación e intentar alcanzar la etapa culminante del Samadhi. Una vez que se alcanza el Samadhi, todos los inconvenientes mentales se corrigen automáticamente.

Tienen razón hasta cierto punto. Incluso Patanjali dice que Samadhi deshace muchas concepciones mentales preestablecidas. Pero aún así, insiste en que primero se debe comenzar por deshacer con esfuerzo la estructura mental incorrecta antes de continuar con la práctica del Yoga. ¿Se equivocó entonces?

Es exactamente el problema del huevo y la gallina. Una gallina definitivamente es la que pone un huevo.

Pero para empezar, ¡necesitas un huevo para sacar un polluelo! Sólo así ese pollito podrá crecer y poner más huevos ☺

El problema es que, si empiezas con una mente mal condicionada, es probable que falles en tu práctica de Yoga y que nunca alcances el Samadhi.

Incluso si de alguna manera logras alcanzarlo, es posible que no puedas permanecer en ese estado por mucho tiempo debido a la fuerza de atracción de una mala configuración mental.

Tenemos varios casos de gurúes del Yoga modernos y de maestros autoproclamados realizados que se ven atrapados en escándalos sexuales y otros delitos similares. Una de las razones por las que aterrizaron en tal problema es que saltaron los escalones correctos en su afán por llegar hasta arriba (dicho con un juego de palabras definitivamente intencionado).

Como veremos más adelante, Samadhi no es un proceso de un solo paso. Lleva tiempo, y uno necesita pasar por varias etapas incluso en el Samadhi antes de llegar a una etapa en la que la gallina comienza a poner huevos; quiero decir, cuando uno comienza a alcanzar un acondicionamiento mental perfecto automáticamente.

Además, incluso si alguien abandona el Yoga a mitad de camino, ya sea por incapacidad de llegar a la etapa final o por alguna otra razón, un buen acondicionamiento mental inicial es siempre una bendición, no sólo para la persona sino también para la sociedad. Al menos terminamos en una sociedad mejor con o sin individuos autorrealizados.

De paso, me gustaría llamar tu atención sobre el hecho de que todos los grandes maestros del pasado enfatizaron en ello, aunque con diferentes palabras.

Jesús las explicó detalladamente en su sermón de la montaña, Mahoma las codificó en el Corán como cinco observaciones esenciales de un musulmán devoto y Buda las llamó "forma correcta de vivir".

He tratado detalladamente estas similitudes en mis libros "¿Estaba Jesús realmente en la India? Veredicto final sobre el antiguo misterio", "Hacia una mejor comprensión del Islam" y "El alma de Buda". Lo único que sucede es que Patanjali formalizó aún más estas ideas.

Si bien el precursor del Yoga moderno, el Hatayoga, también ofrece una larga lista de lo que se debe y no se debe hacer, no pasa desapercibido que se trata sólo de palabras para afuera. Los textos de Hatayoga sin duda los enumeran, pero al mismo tiempo declaran que el primer paso real del Hatayoga son las posturas corporales.

Después de todo, Hatayoga está orientado al cuerpo y se preocupa más por Kundalini y otras ideas místicas similares. Entonces, naturalmente, la atención se centra más en el cuerpo.

Dado que la mayoría de los profesores de yoga modernos propagan alguna forma de Hatayoga, es natural que resten importancia a los dos primeros pasos del Yoga de Patanjali, que tratan sobre lo que se debe y no se debe hacer.

La verdadera razón por la que muchos gurúes abandonan estos primeros pasos de Patanjali también podría ser que temen perder algunos futuros discípulos que probablemente sean reacios a vivir una vida disciplinada.

Pero Patanjali tiene muy claro su objetivo y los medios para alcanzarlo. Al comienzo mismo de su Yoga Sutra, declara que

> ***El yoga consiste en restringir la actividad de la mente.***
>
> — *Yoga Sutra 1.2*

Una mente llena de pensamientos contradictorios no puede de ninguna manera estar tranquila. Y una mente que no está tranquila no ayuda a alcanzar un estado en el que las actividades de la mente están restringidas. Por lo tanto, es importante seguir a Yama y Niyama antes de continuar con la práctica del Yoga.

Para algunas personas podría parecer que todo lo que se debe y no se debe hacer que analicé como parte de Yama y Niyama en las secciones anteriores eran meros valores morales y nada más. No, son más que eso.

Estos no sólo pueden ayudarnos a nivel social sino también a nivel individual, tanto en nuestra vida rutinaria como en la práctica del Yoga. De hecho, los considero más del 50% del Yoga. Son los componentes más importantes del Yoga. Son ellos los que nos guían hacia el punto cúlmine del Yoga.

Hay quienes sienten que estos dos pasos de Yama y Niyama son muy poco prácticos. Parte de la razón por la que piensan así es debido a la forma de vida hoy. Estamos acostumbrados a vivir de una manera específica. No nos damos cuenta de que esa es la causa fundamental de la mayoría de nuestros problemas.

Al mismo tiempo, me doy cuenta de que estas reglas son un poco difíciles de implementar hasta el fondo. Pero siempre es mejor tener metas altas que no tener nada en absoluto.

Al menos habrá alguna esperanza de que las apliquemos parcialmente, si no al pie de la letra. Por lo tanto, siempre recomendaría Yama y Niyama, independientemente de si uno quiere continuar en el Yoga o no.

Anteriormente hablamos de dos razones por las que se acumula nuestro estrés. La primera es el conflicto entre pensamientos positivos y negativos. Yama y Niyama nos ayudan a abordar esto minimizando los pensamientos negativos y fortaleciendo los pensamientos positivos.

Ahora, observemos la segunda característica para la acumulación de estrés.

Los pensamientos sólo nos amenazan si les prestamos atención. Una forma es simplemente no prestarles atención en absoluto.

Pero es más fácil decirlo que hacerlo.

Una forma más sencilla es mantener nuestra atención ocupada en otra cosa. Para hacer eso, debes dominar tu atención. Si puedes controlar a qué atender, entonces podrás concentrarte en eso y olvidarte del resto de la lucha de pensamientos. ¡Todos ellos morirán tarde o temprano si están desatendidos!

El yoga te enseña cómo controlar tu concentración mental a través del paso 4 del yoga, es decir, *Pranayama*. La aniquilación completa del estrés se logra mediante pasos adicionales como *Dharana* y *Dhyana* .

Y, finalmente, cuando alcances el último paso del Yoga, es decir, *Samadhi* , no sólo estarás completamente libre de todo estrés, sino que también serás recompensado con algo que va mucho más allá de las cosas mundanas.

De paso, me gustaría mencionar que incluso las técnicas budistas comienzan de manera muy parecida al Yoga, con sus pasos iniciales del camino óctuple, pero luego se ramifican al entrar en la manipulación explícita de nuestro propio sistema de juicio.

Tienen varias prácticas para entrenar la mente de forma que se disocie totalmente del juicio sobre los acontecimientos positivos o negativos que nos rodean. Desarrollan un sentido de indiferencia hacia los acontecimientos externos que de otro modo nos angustiarían o nos alegrarían.

Por ejemplo, tienen elaboradas técnicas de meditación en las que se medita sobre un cadáver podrido o un cadáver parcialmente comido por animales salvajes. A través de estas meditaciones se busca convencer a la mente de lo momentáneo de la vida y de la inutilidad de apegarse al cuerpo.

Hasta donde yo sé, estas prácticas fueron adiciones posteriores al budismo y no se encuentran en ninguna de las prédicas registradas de Buda. En mi opinión, estas prácticas pueden ser peligrosas si no se realizan correctamente.

Antes de continuar, déjame aclarar algo.

> *La reducción del estrés no es el objetivo final del Yoga. Es sólo un subproducto de la práctica del Yoga. Sin embargo, uno puede limitarse a este objetivo más pequeño y contentarse con él. ¡En sí es bastante!*

En la siguiente parte permíteme abordar otro aspecto del Yoga: a saber, las posturas corporales o Asana.

A menudo se cree que las posturas corporales mejoran la salud. ¡Muchas personas incluso asemejan al Yoga con las posturas! Entonces, veámoslas un poco más de cerca.

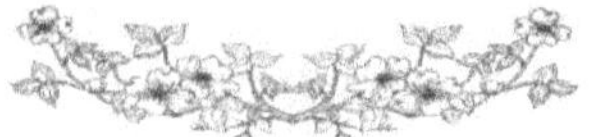

En la Parte 4, hablaremos de cómo las posturas corporales o *asanas*, como se las llama, ayudan a mejorar nuestra salud.

# Apéndice: Cronología del yoga (yoga en los últimos 3000 años)

**Se** continúa escuchando y leyendo sobre diferentes cosas bajo el nombre de Yoga. La mayoría de la gente tiene diversas nociones sobre el Yoga que resultan bastante confusas. Por lo tanto, aquí estoy presentando una breve cronología del Yoga (un conjunto de prácticas que aparentemente se asemejan al sistema propuesto por Patanjali, una fuente generalmente aceptada) que abarca más de 3000 años.

Las fechas dadas aquí son, en el mejor de los casos, "conjeturas informadas", ya que es muy difícil hablar con certeza acerca de las composiciones y prácticas antiguas. La mayoría de las veces apenas se encuentran pruebas concretas que sean verificables. Las fechas proporcionadas aquí son las generalmente aceptadas por la comunidad de investigación relacionada y siempre están abiertas a mejoras.

Las diversas etapas de progreso del Yoga son las siguientes.

**Los Upanishads** (hace más de 3000 años) se centran principalmente en la realidad última que se alcanza a través de la meditación.

**Bhagavad Gita:** se cree que la forma más antigua fue compuesta antes del 600 a.C. En su forma actual tiene 18 capítulos, cada uno de los cuales se autodenomina Yoga (incluido el remordimiento de Arjuna). Un capítulo específicamente sobre el Yoga propiamente dicho, a saber, "Dhyana Yoga", analiza muy brevemente todos los componentes del Yoga Patanjali (aunque sin las posturas de Yoga que se conocen hoy en día). El propósito es la realización suprema y la paz.

**Tripitakas:** registrado en algún momento durante el año 300 a.C. Conienen prácticas similares al yoga enseñadas por Buda. Tienen todos los componentes de Yoga de Patanjali (hoy en día no se conocen posturas de Yoga). El propósito es liberarse del "ciclo interminable de muertes y renacimientos" (Nirvana) mediante la modulación sistemática de los procesos mentales.

**Yoga Sutra de Patanjali** – Redactado en algún momento durante el año 200 a.C. Este es el Yoga propiamente dicho, con 8 componentes. Esta composición parece combinar técnicas budistas a la luz de las ideas upanishádicas. No hay posturas corporales como las que se conocen hoy en día. El propósito es calmar la mente de tal manera que uno alcance la realización máxima.


Las siguientes son composiciones más recientes que sentaron las bases del Yoga moderno. Se trata principalmente de prácticas orientadas al cuerpo, a diferencia de las prácticas enumeradas anteriormente, que están predominantemente orientadas a la mente.

**Dattätreya Yoga Sastra** – Redactado durante el siglo XIII d.C. Hace hincapié principalmente en diversas técnicas físicas destinadas a preservar el 'Bindu' (definido de forma variable como algo que gotea de la cabeza, el líquido seminal, etc.) y moverlo hacia arriba a través de la columna vertebral. Aquí se originó la palabra Hatayoga (Yoga de la fuerza). No hay mucho sobre las posturas de Yoga tal como se conocen hoy en día.

**Goraksha Shataka:** redactado durante el siglo XIV d.C. por un yogui perteneciente a la tradición Nath de Gorakshanath . El énfasis y las técnicas son más o menos los mismos que los anteriores, excepto que el despertar de Kundalini (una fuerza mística que yace latente en el perineo) se proyecta como resultado final.

**Siva Samhita:** compuesta durante los siglos XIV y XV d.C. Esta composición se basa en textos anteriores de Hatayoga y es un importante precursor del Yoga moderno.

**Hatapradipika:** Redactado durante el siglo XV d.C. Esta es la verdadera base del Yoga moderno. El énfasis está en el cuerpo y su manipulación para estimular y elevar el Kundalini, que es el objetivo final. También se describe un breve conjunto de posturas de Yoga (15 en total), que constituye el punto de partida del Yoga moderno.

**Gheranda Samhita:** compuesta durante el siglo XVIII d.C. Se basa más en Hatapradipika y agrega más posturas corporales y técnicas de respiración.

**Upanishads de yoga**: se cree que son composiciones del siglo XVIII d.C. y posteriores. Resumir y desarrollar textos anteriores de Hatayoga.

**Yoga moderno**: casi todos ellos se basan en el Hatayoga, descrito en Hatapradipika y textos posteriores.

Algunos profesores hacen hincapié en las posturas de Yoga, otros en las técnicas de respiración y otros en Kundalini.

La mejora de la salud es el objetivo principal. En comparación con el Yoga de Patanjali, que está orientado a la mente, el Yoga moderno es una práctica orientada al cuerpo. Además, las técnicas, los mecanismos operativos y los objetivos son todos diferentes.

| Texto destacado | Tiempo | Características sobresalientes |
| --- | --- | --- |
| Upanishads | 3.000 a.C. | Principalmente orientado a la meditación. |
| Bhagavad Gita | 600 a.C. | Principalmente orientado a la meditación. |
| Tripitaka | 300 a.C. | Principalmente orientado a la meditación. |

| Yoga Sutra de Patanjali | 200 a.C. | Proceso de 8 pasos centrado en la modulación de la mente, pero sin posturas corporales. |
|---|---|---|
| Dattatreya Yoga Sastra | s. XIII d.C. | Primeras ideas de Hatayoga, pero sin posturas corporales. |
| Goraksha Shataka | s. XIV d.C. | Primeras ideas de Kundalini, pero sin posturas corporales. |
| Siva Samhita | s. XIV-XV d.C. | Precursor del Yoga moderno |
| Hatapradipika | s. XV d.C. | Texto básico del Yoga moderno. Texto temprano sobre posturas corporales. |
| Gheranda Samhita | s. XVIII d.C. | Continuación del Hatayoga con más posturas corporales. |

| Upanishads de yoga | s. XVIII d.C. y posteriores | Hatayoga al estilo Upanishad. |
|---|---|---|
| Yoga moderno | Un siglo de antigüedad | Basado en las ideas de Hatayoga. Muchas variantes propagadas por varios maestros de renombre: Iyengar Yoga, Vinyasa Yoga, Kriya Yoga, por nombrar sólo algunos. |

# Glosario de algunas palabras.

## A

**Ahimsa:** Primera etapa del primer paso del Yoga, es decir, Yama. Literalmente significa no violencia.

**Anapana Sati:** práctica budista de observar atentamente la respiración.

**Aparigraha:** Cuarta etapa del primer paso del Yoga, es decir, Yama. Literalmente significa no acumular riqueza.

**Astheya:** Tercera etapa del primer paso del Yoga, es decir, Yama. Literalmente significa no robar.

**Asana:** Tercer paso del Yoga de Patanjali. Posturas corporales.

**Atma:** concepto upanishádico del alma omnipresente. Equivalente a Dios de alguna manera.

## B

**Brahmacarya:** Quinta etapa del primer paso del Yoga, es decir, Yama. Literalmente significa control sobre los deseos.

## C

**Citta**: Normalmente se usa para significar mente.

## D

**Dharana:** Sexto paso del Yoga de Patanjali. Centrarse en un objetivo meditativo.

**Dhyana:** Séptimo paso del Yoga de Patanjali. Meditación.

## M

*Ekagra citta:* Mente unidireccional.

## H

*Himsa:* Violencia

## I

*Ishwara Pranidana:* Quinta etapa del segundo paso del Yoga, a saber, Niyama. Literalmente significa entregarse a Dios.

## J

*Jaagrita:* Estado de vigilia.

## K

*Kamma:* Palabra pali para Karma o registros de acciones pasadas.

*Kaya Sati:* práctica budista de observar atentamente los movimientos del cuerpo.

*Kumbhaka:* Pulmones llenos de aire.

*Kundalini:* Fuerza mística que se cree que reside latente en la zona del perineo.

## N

*Niyama:* Segundo paso del Yoga de Patanjali.

## P

*Pranayama:* Cuarto paso del Yoga de Patanjali. Ejercicios de respiración.

*Pranava:* El sonido OM pronunciado de una manera específica. Utilizado para la meditación.

**Pratyahara:** Quinto paso del Yoga de Patanjali. Abstinencia de los sentidos.

**Puraka:** Inspirar.

**Purusha:** Palabra Samkhya para alma.

# R

**Rechaka:** Exhalar.

# S

**Santhosha:** Segundo paso del Yoga, es decir, Niyama. Literalmente significa estar contento.

**Samadhi:** Octavo y último paso del Yoga de Patanjali. Un estado de completa tranquilidad.

**Samkhya:** antigua escuela de pensamiento india.

**Satya:** Segunda etapa del primer paso del Yoga, es decir, Yama. Literalmente significa veracidad.

**Sauca:** Primera etapa en el segundo paso del Yoga, es decir, Niyama. Literalmente significa limpieza.

**Shunyaka:** Pulmones sin aire en su interior.

**Susupti:** Estado de sueño profundo.

**Sutra:** Una expresión concisa de ideas, a menudo transmitida en la menor cantidad de palabras posible.

**Swadhyaya:** Cuarta etapa del segundo paso del Yoga, es decir, Niyama. Literalmente significa leer las Escrituras.

**Swapna:** Estado de ensueño.

# t

**Tapah:** Tercera etapa del segundo paso del Yoga, es decir, Niyama. Literalmente significa soportar los caprichos de la vida.

**Tripitaka:** antiguas escrituras budistas. Literalmente significa tres tomos de libros.

**Turiya:** Un estado más allá de los estados de vigilia, ensueño y sueño profundo.

## U

**Upanishads:** textos filosóficos indios antiguos. Parte de los Vedas.

## V

**Vikshipta:** Mente parcialmente estable.

## Y

**Yama:** Primer paso del Yoga de Patanjali.

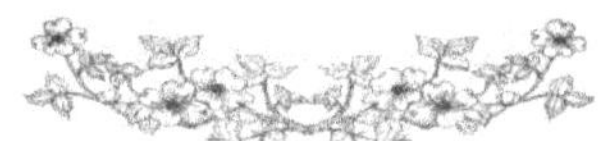

# Bibliografía


## Textos originales en sánscrito

1. *Patanjali Yoga Sutra:* texto original de Yoga de Patanjali (200 a.C.)

2. *Dattätreya Yoga Sastra:* un texto temprano de Hatayoga de autor desconocido (siglo XIII d.C. ). Traducción al inglés de James Mellinson .

3. *Goraksha Shataka:* texto temprano de Hatayoga de un autor desconocido (siglo XIV d.C.). Traducción al inglés de James Mellinson .

4. *Siva Sanhita* – otro texto clásico de Hatayoga de autor desconocido (s. XIV - XV d.C.). Traducción al inglés de Srisa Chandra Vasu.

5. *Hatapradipika* – el texto clásico de Hatayoga de Swaatmaaraama (siglo XV d.C.). Traducción al inglés de Pancham Sinha.

6. *Gheranda Samhita:* otro texto clásico de Hatayoga de autor desconocido (siglo XVIII d.C.), traducción al inglés de Srisa Chandra Vasu.

7. *Yoga Upanishads:* textos más recientes de Hatayoga que se cree que fueron redactados en el siglo XVIII y posteriormente por varios autores desconocidos.

8. *Samkhya Karika*, de Isvara Krishna.

9. *Bhagavad Gita:* parte de la epopeya india Mahabharata de Vyasa (antes del 600 a.C.)

10. *Upanishads:* parte del antiguo texto védico (anterior al 1500 a.C.)

## Textos originales en pali

*Tripitaka:* recopilación de discursos de Buda y sus discípulos, registrados por monjes budistas (300 a.C.). Traducción al inglés de varios monjes budistas modernos.

## Relacionados con el cerebro (seleccionados)

1. Edelman, G. M., Gally, J. A., & Baars, B. J. (2011). Biology of consciousness. Frontiers in Psychology, 2.

2. Baars, B. J. (1997). In the theater of consciousness: Theory of global workspace, a rigorous scientific theory of consciousness. Journal of Consciousness Studies, 4(4).

3. Klein, S. (2002). Libet's experiment and its implications for conscious will. Consciousness and Cognition.

4. Clarke, P. G. H. (2013). Libet's experiment and its implications for conscious will. Faraday Institute for Science and Religion, February 2013.

5. Seth, A. K., & Baars, B. J. (2005). Neuronal Darwinism and consciousness. Consciousness and Cognition, 14.

6. Beggs, J. M., & Plenz, D. (2003). Neuronal avalanches in neocortical circuits. The Journal of Neuroscience, December 2003.

7. Taylor, J. G. (2002). Paying attention to consciousness. Trends in Cognitive Sciences, 6(5).

8. Baars, B. J. (2002). The conscious access hypothesis: Origins and recent evidence. Trends in Cognitive Sciences, 9(1).

9. Dehaene, S., & Naccache, L. (2001). Toward a cognitive neuroscience of consciousness: Basic evidence and a framework. Cognition, 79.

10. King, D. (2014). How Does the Mind Work? ISBN: 978-1503036765.

*Literatura Relacionada*

1. *Stevenson, I. (1974). Twenty Cases Suggestive of Reincarnation (second revised and enlarged edition). University of Virginia Press.*
2. *Stevenson, I. (1975). Cases of the Reincarnation Type, Vol. I-IV. University of Virginia Press.*

3. *Almeder, R. (1974). A critique of the arguments offered against reincarnation. Department of Philosophy, Georgia State University.*

- Las imágenes de posturas de Yoga son cortesía del Dr. Omkar.
- Algunas de las imágenes utilizadas en este libro son de Wikipedia.

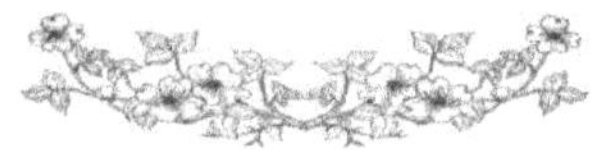

**Gracias** por leer mi libro. Espero que hayas disfrutado leyéndolo. Por favor, dame tu opinión a través de reseñas de libros. Agradezco mucho eso. Puedes contactarme a través de mi blog en http://doctor-king-online.blogspot.com . Estaré encantado de saber de ti. Si tienes alguna duda o sugerencia concreta indícala a través de mi blog y seguro te responderé.

Quizás también te interese leer mis otros libros, disponibles a través de varios proveedores en línea.

# Mis libros recientes

A continuación se muestra la lista de mis libros recientes. La mayoría de ellos están disponibles tanto en libros electrónicos como en libros de bolsillo. Algunos de estos libros también están disponibles en formato de audiolibro.

Estos libros están disponibles en casi todos los vendedores minoristas en línea.

Búscalos en tu librería favorita. Siempre puedes utilizar el título del libro ( **no olvides incluirlo entre comillas dobles** ) en tu búsqueda para ver si el libro está disponible en tu librería favorita.

Alternativamente, puedes utilizar los enlaces que he proporcionado en mi blog [http://doctor-king-online.blogspot.com](http://doctor-king-online.blogspot.com) (consulte la pestaña de la columna derecha: ' **Enlaces rápidos a mis libros** ' o el enlace con un título similar en la parte superior de el blog) para comprar el libro en tu tienda favorita.

## 26. Los hilos que conducen a lo divino [*The Threads that Lead to Divine*]

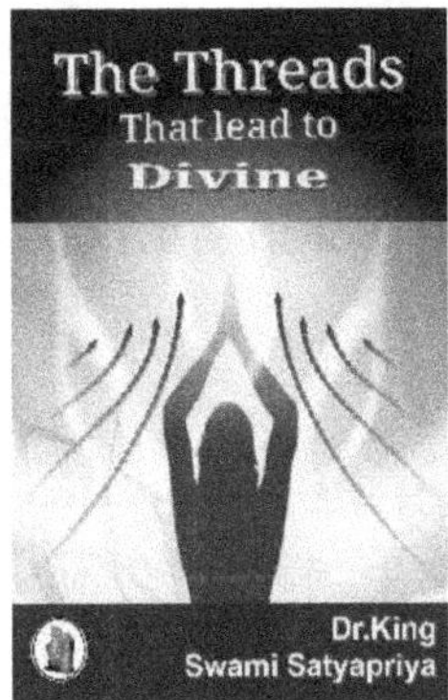

Sinopsis del libro : En esta excelente exposición de los antiguos sistemas de pensamiento indios, los autores inician un interesante debate entre los defensores de estos sistemas, lo que finalmente conduce a las conclusiones bien establecidas por los Vedas y los Upanishads.

El libro está basado en la conocida obra El Brahma Sutra del sabio Badarayana.

Un buen libro para obtener una rápida introducción a Samkhya, Vaisheshika, Yoga, Teravada , Vijnyana Vada, Shoonya Vada y Anekantavada y su contraste con los puntos de vista Upanishádicos.

## 25. El hombre más atractivo: Maravillosas historias de Krishna (en partes) [*The Man the Most Attractive: Wonderful stories of Krishna (in parts)*]

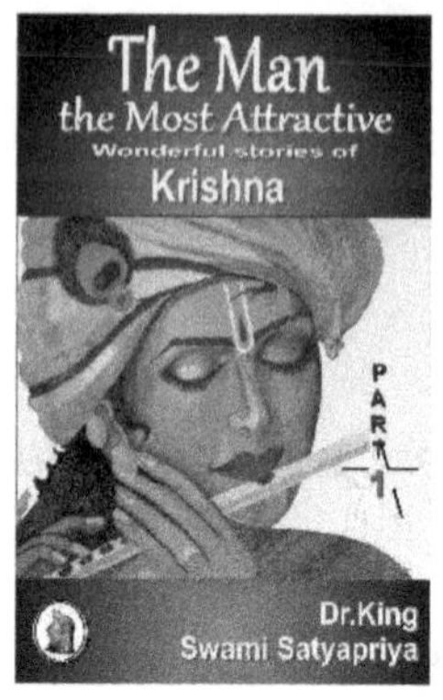



<u>Sinopsis del libro:</u> Esta es una colección de maravillosas historias de Krishna de las escrituras indias de 5000 años de antigüedad, concretamente, el Bhagavata. La palabra Krishna significa literalmente alguien que atrae. Se cree que es la encarnación de Dios en la tierra.

## 24. Desentrañando los misterios ocultos de los Vedas (Parte 1) [ *Unraveling the hidden mysteries of the Vedas (Part 1)*]

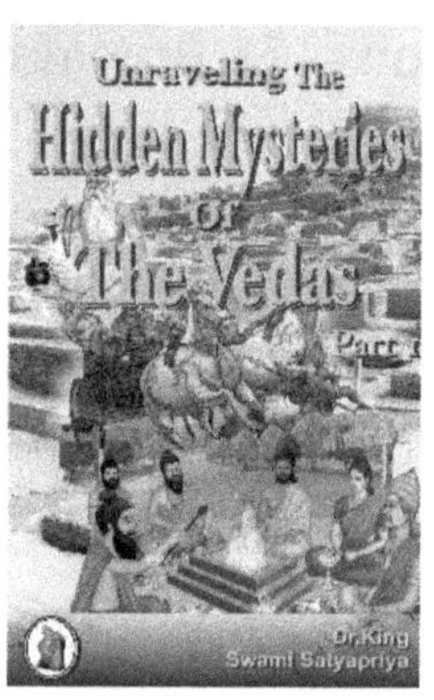

<u>Sinopsis del libro</u> : Los Vedas son las escrituras más antiguas que conocemos hoy. No son sólo textos religiosos, sino depósitos de vasto conocimiento, tanto mundano como espiritual. Sin embargo, estos voluminosos textos están envueltos en un velo de misterio que parece irresoluble.

Este libro intenta desentrañar algunos de estos misterios y arroja mucha luz sobre aspectos de estas Escrituras que a menudo se malinterpretan.

Esta es la primera parte de la serie " *Misterios sin resolver* ".

**23. Los 4 caminos de Krishna hacia la felicidad suprema: ciencia yóguica completa del Bhagavad Geetha** [*Krishna's 4 paths to ultimate happiness: Complete Yogic science of Bhagavad Geetha*]

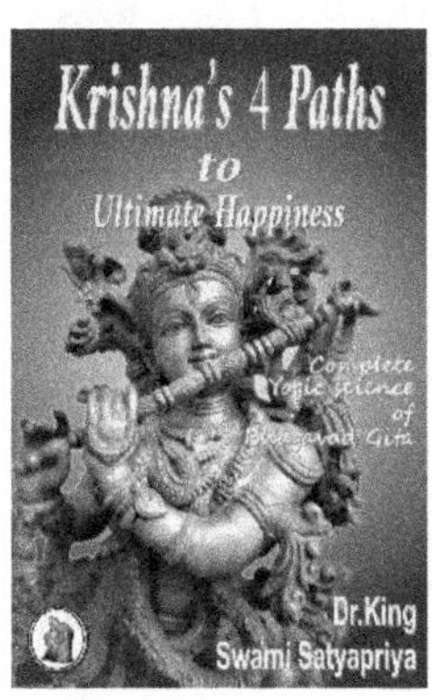

<u>Sinopsis del libro:</u> Este libro extrae la esencia de la conocida escritura, a saber, el Bhagavad Geetha, y presenta los cuatro caminos yóguicos diferentes propuestos por Krishna. Al hacerlo, mantiene el esplendor y la autoridad sin diluir el enfoque analítico incisivo del original. En particular, este libro ofrece un análisis en profundidad de

1. Camino del intelecto (Jnyana Yoga)
2. Camino de la Meditación (Dhyana Yoga)
3. Camino de acción (Karma Yoga)
4. Camino de la devoción (Bhakti Yoga)

La versión en audio de este libro combina la recitación de más de 100 versos seleccionados repartidos por todo el libro para ayudar a dilucidar muchas ideas intrincadas.

**22. El libro definitivo sobre yoga: todo lo que quieres saber sobre yoga** [*The Ultimate book on Yoga: All that you want to know about Yoga*]

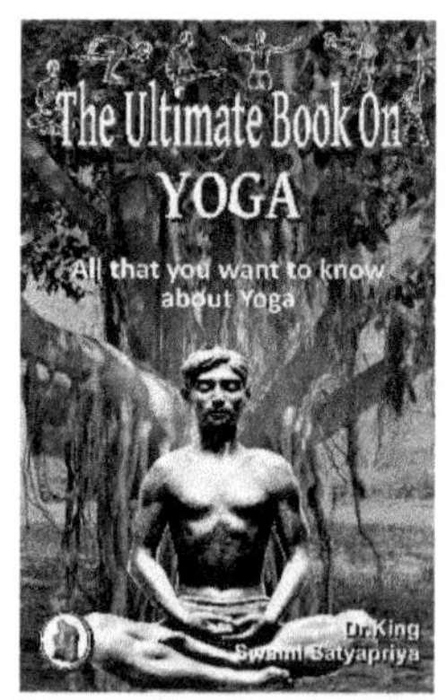


<u>Sinopsis del libro:</u> Durante un período de tiempo, el Yoga ha pasado por tal transformación que su enfoque original ha sido completamente superado por ideas místicas. Este libro desmitifica el Yoga y le devuelve su claridad y eficacia originales y prístinas. El libro presenta el Yoga en términos de instrucciones simples, practicables y con los pies en la tierra, mientras analiza cada aspecto

científicamente basándose en los avances recientes en neurociencia.

Algunos de los aspectos tratados en este libro incluyen

- Ciencia del cerebro que ayuda a comprender el Yoga
- ¿Cómo minimizar el estrés?
- ¿Cómo mejoran la salud las posturas de Yoga?
- ¿Cómo agudizar la concentración mental?
- ¿Cómo meditar?
- ¿Qué sucede en las etapas finales de la Meditación?
- ¿Existe una mente más allá de nuestro cerebro?
- ¿Cuál es el objetivo final del Yoga?

**21. Crux del Mahabharata para gente ocupada [*Crux of Mahabharata for busy people*]**

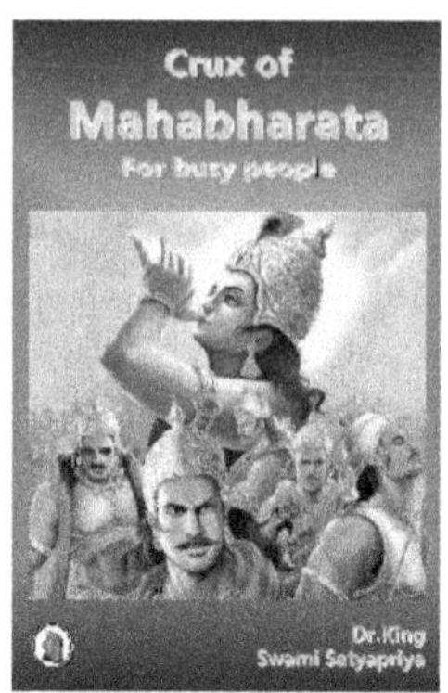


<u>Sinopsis del libro </u>: El Mahabharata, con 100.000 versos y muchos pasajes en prosa que suman un total fenomenal de 1,8 millones de palabras, es la epopeya más grande conocida. Originalmente, basado en una historia real que tuvo lugar hace 5000 años, luego fue expresado con palabras por Vyasa. El tamaño de esta epopeya es tan enorme que puede que se necesite toda una vida para leerla y comprenderla.

En este breve libro, el Dr. King y Swami Satyapriya capturan la esencia de esta gran epopeya india, brindando muchas ideas sobre cómo esta epopeya realmente pretendía transmitir el Dharma o la rectitud por parte de su autor. De una manera muy sucinta, los autores arrojan luz sobre la mayoría de los eventos más importantes de esta historia con énfasis en su valor práctico. También discuten las complejidades del bien y del mal.

Un gran libro para gente con poco tiempo.

**20. ¿Estaba Jesús realmente en la India? Veredicto final sobre el antiguo misterio** [*Was Jesus really in India? Final verdict on the age-old mystery*]

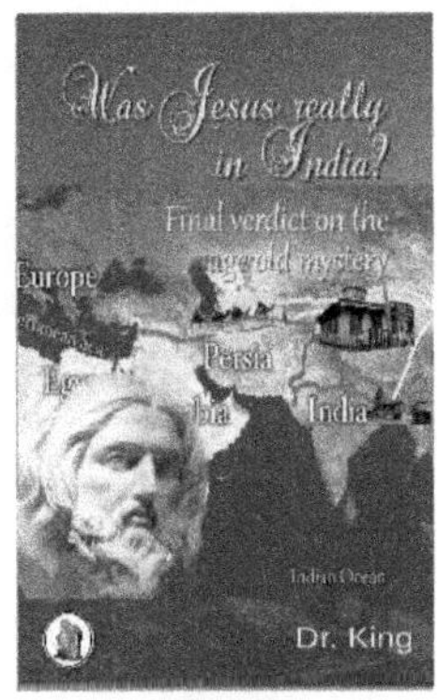

Sinopsis del libro : Desde que los rusos desentrañaron este misterio mayor, cada vez más personas han presentado evidencias que lo respaldan. Al mismo tiempo, un grupo de peces gordos se ha esforzado en descartar esto como un engaño.

¿Cuál es la verdad? ¿Lo fue o no lo fue?

Lectura intrigante para conocer mejor a Jesús.

**19. ¡Mamá! ¿Quién es mi padre?** [*Mom! Who is my father?*]

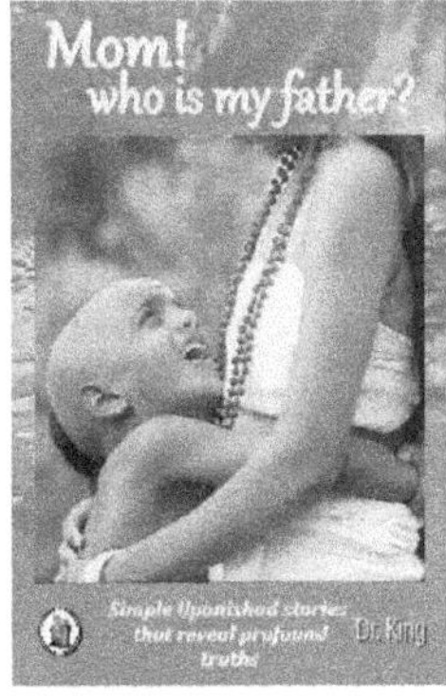

Sinopsis del libro: El pequeño Satyakama no sabe quién es su padre ni su madre Jabala. Pero aun así, podía alcanzar las cimas de la espiritualidad, ¡casi sin la ayuda de nadie! La verdad no necesita calificaciones mundanas .

Si Nachiketa pudo alcanzar la verdad última, tú también puedes - dice otra historia.

Estas son algunas de las historias más reveladoras de los Upanishads indios de 5000 años de antigüedad, parte de los Vedas. No sólo te proporcionan formas de alcanzar esas verdades a través del camino experiencial, sino que también las exponen de la manera más científica.

**18. Hacia una mejor comprensión del Islam**
[*Towards a better understanding of Islam*]

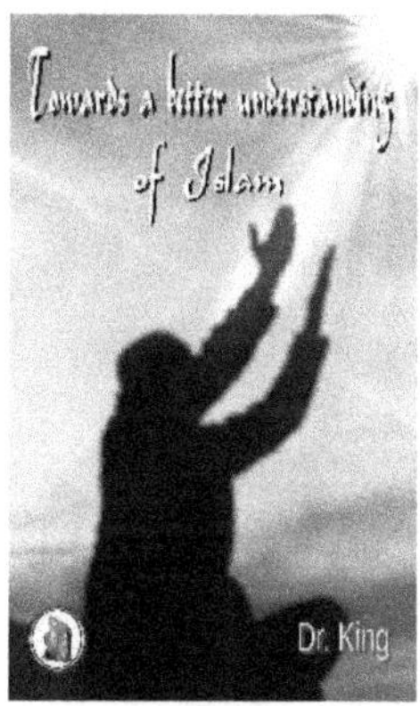


<u>Sinopsis del libro</u> : En este libro muy revelador, el Dr. King claramente resalta la fuerte corriente subyacente de preocupaciones humanas detrás de todas las principales religiones del mundo, ya sea el Islam, el judaísmo, el cristianismo, el budismo o el hinduismo. Con el Sagrado Corán como enfoque principal, el libro compara y contrasta otras escrituras religiosas con la intención de unificarlas.

Completo con versos originales seleccionados del Sagrado Corán junto con su traducción al inglés.

Una lectura única para cualquiera que quiera entender el Islam y obtener una visión unificada de estas grandes religiones.


**17. El alma de Buda: conocimientos invaluables de un maestro iluminado** [*Buddha's Soul: Invaluable Insights From an enlightened Master*]

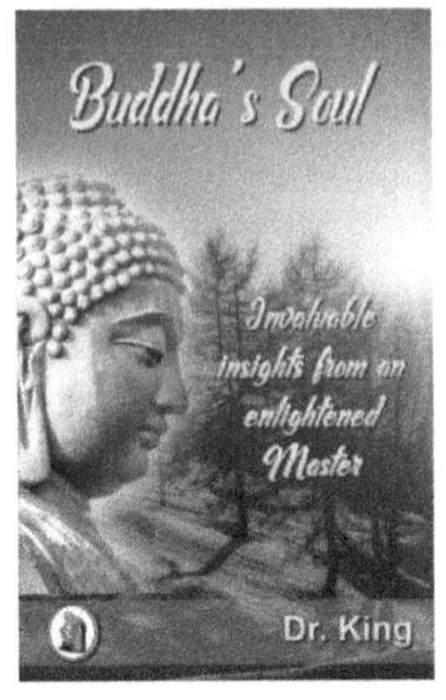


<u>Sinopsis del libro</u> : Este libro explica algunas de las ideas clave propuestas por Buda que nos hacen repensar varias cosas que damos por sentado. La forma en que se presentan estas ideas es como si Buda estuviera sentado frente a nosotros y nos hablara. ¡Son invaluables!A diferencia de otras filosofías indias antiguas como los Upanishads, las palabras de Buda son simples, directas y pronunciadas con total autoridad. Son como una experiencia de tomarse de la mano para un practicante apasionado que quiere progresar en el camino espiritual.

Todo lo que Buda dijo hace más de 2500 años es relevante incluso hoy. En un mundo donde la comercialización de prácticas espirituales se está volviendo rampante, los mensajes originales de Buda disipan muchos conceptos erróneos y proporcionan una luz guía para la forma correcta de propagar la espiritualidad.

En esta maravillosa colección de artículos breves, el Dr. King presenta algunas de las ideas clave de los antiguos Tripitakas, fuente budista de todo. La atención se centra en los principios básicos extraídos de escrituras pali originales, voluminosas y difíciles de entender.

## 16. Bases neurológicas del yoga [*Neurological Basis of Yoga*]

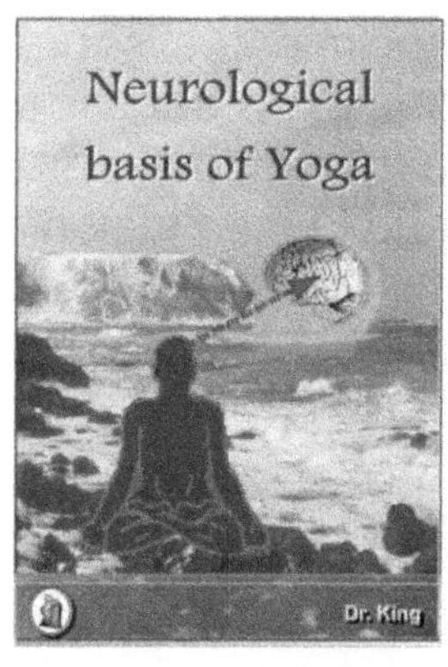

Sinopsis del libro : La antigua práctica del Yoga enunciada por Patanjali allá por el año 200 a. C. está neurológicamente bien fundada. Este libro analiza los mecanismos cerebrales que están detrás del funcionamiento de varios procesos del Yoga. También indica brevemente el papel de cada paso del Yoga en términos neurológicos.

## 15. Meditación: cosas importantes que debes saber [*Meditation – Important things you need to know*]

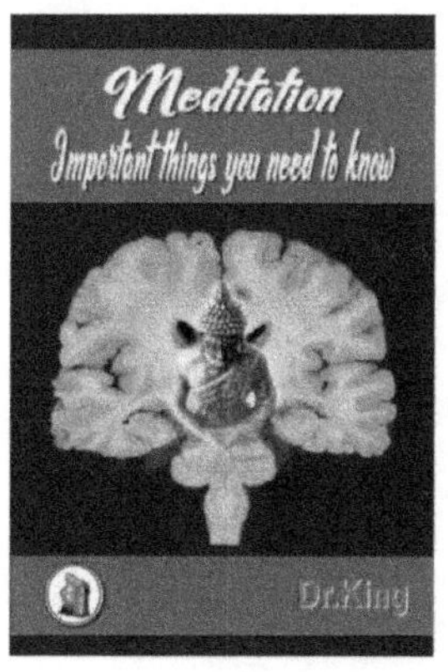

Sinopsis del libro : La meditación es un medio poderoso no sólo para mejorar el bienestar general, sino también como una práctica que puede llevarnos a la cima de la experiencia humana.

Pero desafortunadamente, hay mucho misterio a su alrededor y muchas prácticas que se propagan hoy en día no tienen una explicación clara de cómo funcionan. Esta claridad es necesaria para que la meditación no sólo sea eficaz sino también segura y sin consecuencias adversas.

Este libro proporciona muchos conocimientos sobre diversos aspectos de la meditación, explicados de una manera fácil de entender. Un libro ideal para cualquiera que quiera tomarse en serio la meditación.

## 14. Upanishads – Un viaje hacia lo desconocido
[*Upanishads – A journey into the unknown*]

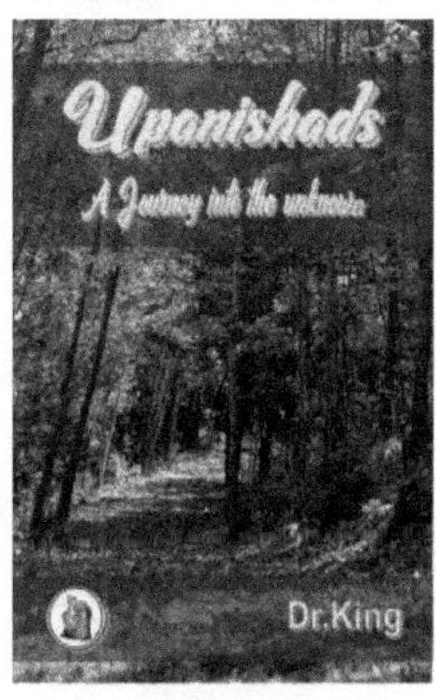

<u>Sinopsis del libro</u> : Estas ideas eternas, registradas hace varios miles de años, declaran la unidad no sólo de los seres humanos, independientemente de su casta, religión, género, raza, sino también de todo el mundo animado e inanimado. Preguntan: "¿Cómo puede alguien odiar o matar a otra persona, cuando en realidad todos somos uno en el sentido último?" También nos brindan una manera de experimentar esta verdad suprema, el pináculo de nuestro viaje espiritual.

Al mismo tiempo, los Upanishads no abogan por el abandono de la vida mundana. Aconsejan que "uno debe aspirar a vivir cien años completos, disfrutando del mundo; teniendo presente la unidad de todos. Así que disfrútalo, pero sin excederte; adquiere riqueza, pero sin arrebatarle a otra persona la parte que le corresponde. Al mismo tiempo, sigue cumpliendo con tu deber".

En una época plagada de desconfianza mutua, odio, violencia e identidades estrechas, ¿qué podría ser un mensaje más adecuado que el dado por estos Upanishads?

Este libro proporciona una visión maravillosa de la profunda sabiduría de estos textos antiguos que tienen mucho sentido en el mundo en el que nos encontramos hoy.

**13. Hata Yoga – Mitos destrozados** [*Hata Yoga – Myths Shattered*]

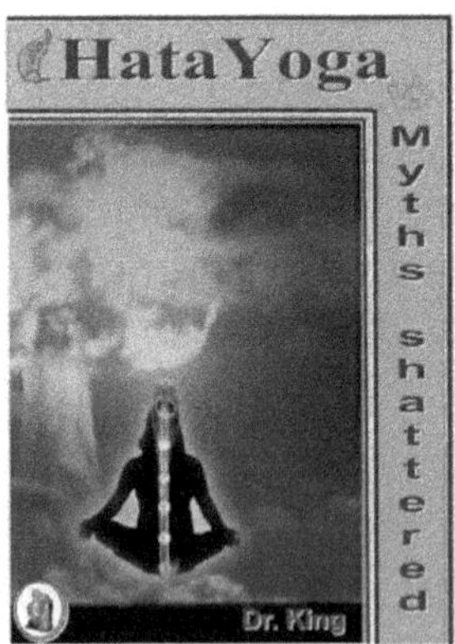

Sinopsis del libro : El Hata yoga o Yoga, como se le conoce comúnmente, se está volviendo extremadamente popular. Sin embargo, de lo que se sabe poco son de algunos de los conceptos inestables que forman su base. Este libro analiza minuciosamente algunos de estos conceptos erróneos y llega a conclusiones sorprendentes. Una lectura obligada para todos aquellos que actualmente practican o tienen intención de practicar Yoga.

**12. Piensa y sé iluminado [*Think and be enlightened*]**

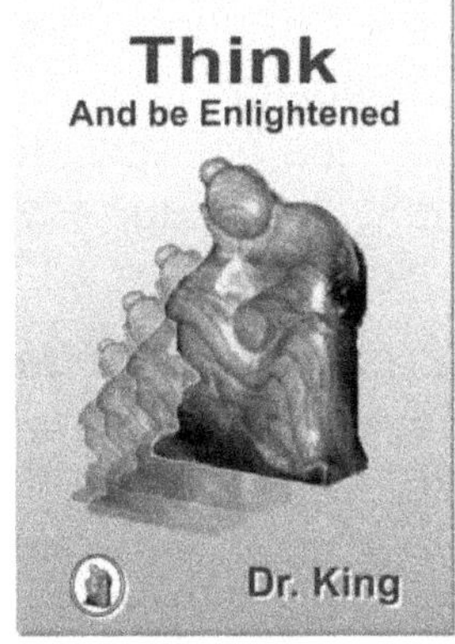


Sinopsis del libro : Esta es una colección de pensamientos en el área del Yoga, la filosofía india y otras motivaciones, que te harán reflexionar y te enriquecerán.

**11. Experiencias misteriosas: un vistazo más allá de los confines de la mente [*Mysterious Experiences: A peek beyond the confines of the mind*]**

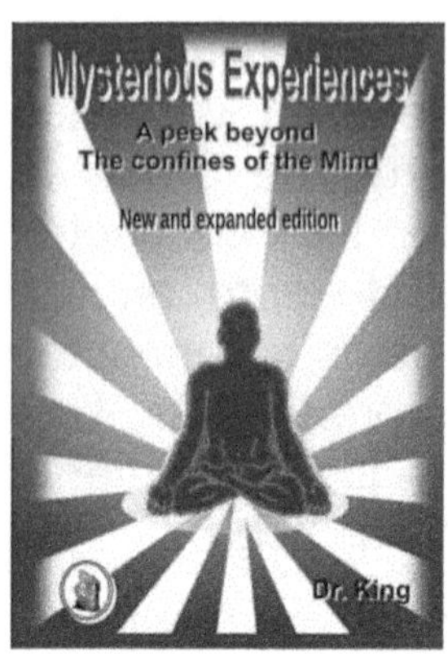



<u>Sinopsis del libro:</u> Este libro analiza algunas de las interesantes experiencias misteriosas encontradas por los entusiastas del yoga o la meditación. Intenta proporcionar un análisis de las situaciones basado en el razonamiento, respaldado por textos antiguos y palabras de yoguis conocidos.

**10. Tallado de Figuras – El Estilo Étnico:** *Un mundo asombroso de posibilidades* [*Figure Carving – The Ethnic Style: Amazing world of possibilities*]

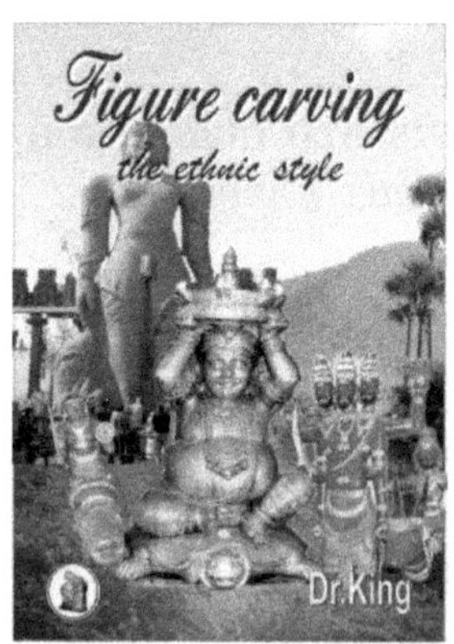

<u>Sinopsis del libro:</u> Este libro abre un nuevo mundo de opciones de tallado de figuras para los entusiastas del tallado. Proporciona un número ilimitado de opciones no sólo en estilo sino también en técnica respaldadas por ilustraciones detalladas y muchísimas imágenes talladas. Agrega una dimensión completamente nueva a su repertorio de tallado.

**09. Cinco técnicas sencillas de injerto que se adaptan mejor a la mayoría de las plantas frutales exóticas** [*Five simple Grafting techniques best suited for most exotic fruit plants*]

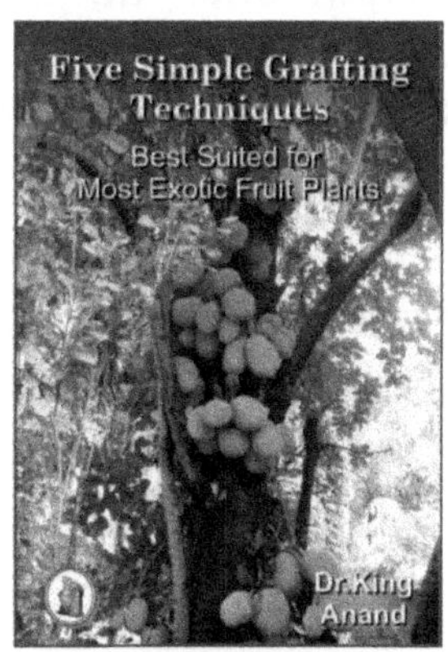


<u>Sinopsis del libro:</u> Este libro describe en detalle las cinco técnicas de injerto más útiles que se pueden utilizar para replicar muchas frutas exóticas. El libro contiene ilustraciones detalladas, ejemplos, gráficos de frutas, así como portainjertos y técnicas adecuadas para estas frutas.

**08. ¿Cómo funciona la mente?** [*How does the mind work?*]

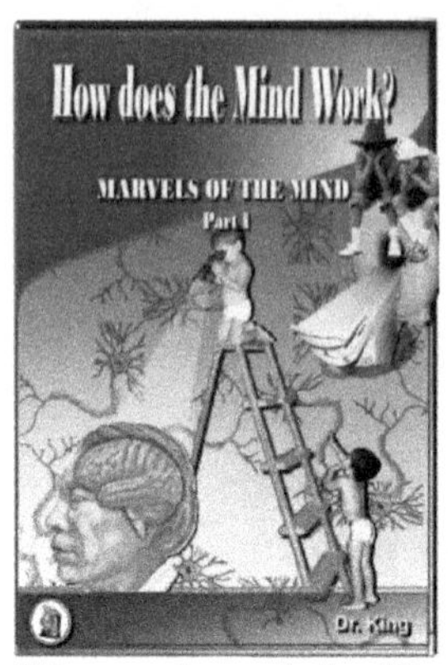



<u>Sinopsis del libro:</u> Este libro explica el tema, altamente especializado, del funcionamiento de la mente en un estilo fácil de seguir utilizando ejemplos del día a día. Proporciona la información más reciente basada en investigaciones actuales, centrándose en contribuciones clave.

**07. Dimensiones importantes que faltan en nuestra comprensión actual de la mente** [*Important missing dimensions in our current understanding of the mind*]

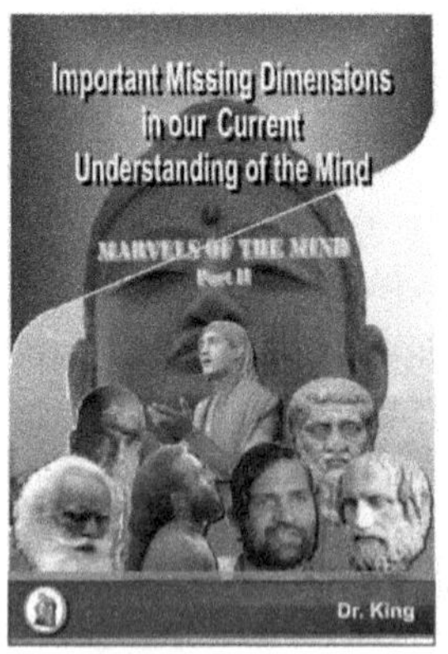

<u>Sinopsis del libro:</u> Nuestros logros científicos actuales en la comprensión del funcionamiento de la mente son encomiables. Sin embargo, en su excesiva insistencia en la objetividad, la ciencia parece haber pasado por alto algunas dimensiones importantes de la mente. Hay muchas preguntas a las que la ciencia no logra dar una respuesta satisfactoria.

Curiosamente, muchas de estas cuestiones fueron abordadas por filosofías antiguas y probablemente con un verdadero espíritu científico deberíamos mirar estas filosofías con una mente abierta.

Este libro se centra en estas dimensiones perdidas y en cómo las filosofías antiguas las abordan. En este libro se analiza una variedad de filosofías antiguas, sorprendentemente bien conceptualizadas, que analizan diferentes aspectos de la mente.

Está la antigua filosofía de Platón que señala las limitaciones de nuestra percepción sensorial, la elaborada psicología de los antiguos budistas que casi es paralela a nuestra comprensión científica de la mente, la filosofía de Sankara que incluso cuestiona la realidad de la existencia y el concepto de dominios más allá de la mente que son el foco de los antiguos Upanishads.

Estas filosofías nos obligan a repensar nuestra definición actual de ciencia y su enfoque. El libro también proporciona un punto de transición suave de la ciencia a la filosofía y, finalmente, a dominios más allá de ambos.

**06. Cómo y Por qué del Yoga y la Meditación: El Yoga científicamente explicado** [*How and Why of Yoga and Meditation: Yoga scientifically explained*]

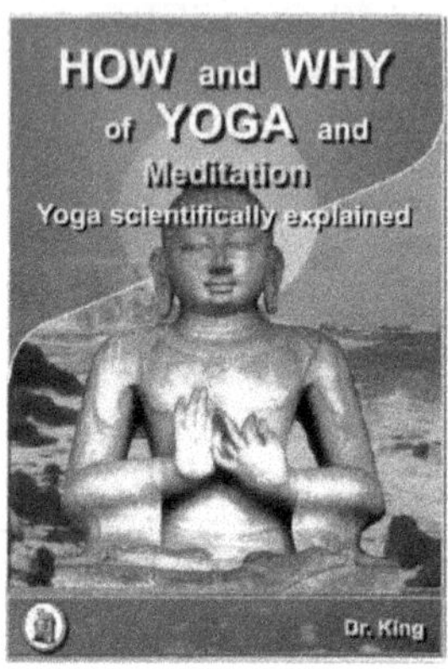


<u>Sinopsis del libro:</u> Este libro ofrece una visión clara de varios aspectos del Yoga, al tiempo que proporciona una explicación respaldada científicamente sobre cómo los distintos procesos del Yoga logran los propósitos previstos y por qué están diseñados de esa manera. Esta claridad es esencial para comprender el Yoga de una manera más científica y desarrollar todo su potencial.

El libro también explica paso a paso cómo se realizan los diversos procesos del Yoga, es decir, las posturas corporales, las técnicas de respiración y la meditación, y por qué cada uno de estos procesos es necesario para lograr el beneficio completo del Yoga.

Este libro es una buena guía para cualquiera que quiera practicar Yoga.

**05. Hechos del yoga: respuestas a algunas preguntas importantes sobre el yoga**

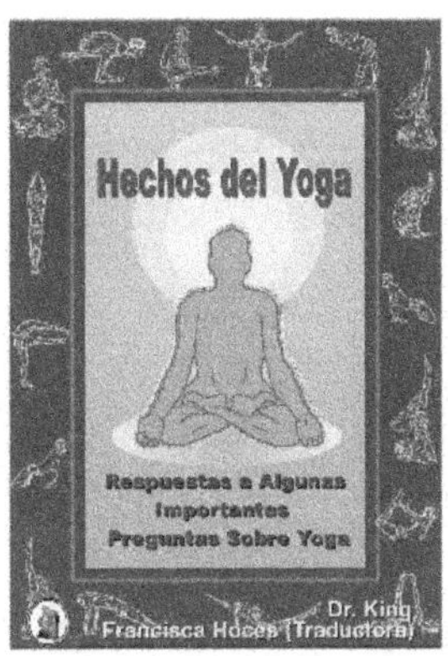



<u>Sinopsis del libro </u>: A juzgar por la gran cantidad de libros sobre Yoga que se publican y venden tanto en medios impresos como electrónicos, esta antigua ciencia parece ser muy popular. Si bien se difunden varias cosas en nombre del Yoga, a menudo hay un desajuste entre las expectativas y los logros.

Este breve conjunto de preguntas y respuestas aclara algunos de los conceptos erróneos sobre el Yoga al llamar la atención sobre los trabajos originales sobre Yoga que datan de hace más de 2000 años. Las preguntas que a menudo surgen como resultado de la propaganda con fines comerciales se responden de manera práctica. Al mismo tiempo, este libro tranquiliza al practicante de Yoga sincero: el objetivo no sólo es alcanzable sino que vale la pena el esfuerzo.

Algunas de las cuestiones discutidas incluyen: controversias debido a hallazgos científicos adversos sobre el Yoga, por qué muchas personas no logran ningún progreso a pesar de esfuerzos honestos, etc.

**04. La psicología detrás del yoga: conocimientos menos conocidos sobre la antigua ciencia del yoga**
[*Psychology behind Yoga: Lesser known insights into the ancient science of Yoga*]

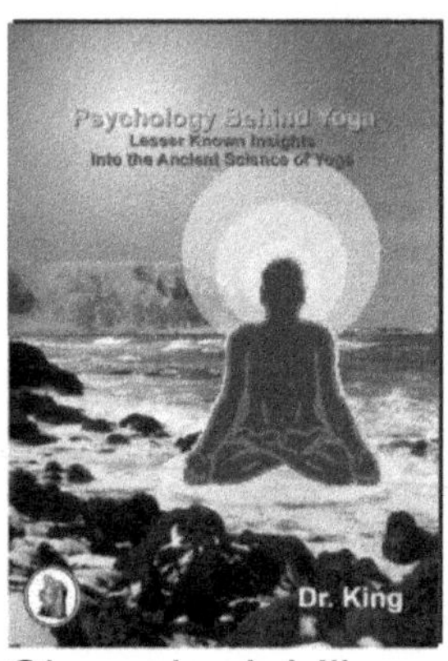


<u>Sinopsis del libro</u> : Aunque el yoga es bien conocido como un proceso para alcanzar la realización última, no se presta mucha atención a sus fundamentos psicológicos. Este libro desarrolla la teoría detrás del Yoga basándose en descripciones dadas en textos antiguos como el Yoga Sutra de Patanjali (~200 a. C.) y Sankhya Karika de Isvara . Krishna (~300 d.C.). Esta comprensión es esencial para obtener una comprensión completa del proceso del Yoga.

Este libro explica claramente el concepto de mente tal como se define en los Yoga Sutra y Sankhya Karika, los diversos estados en los que puede encontrarse esta mente y cómo, mediante un proceso paso a paso, la mente puede ser conducida hacia el estado máximo deseable, es decir, el samadhi.

Se analizan varios obstáculos que uno encuentra al pasar por este proceso y cómo se pueden superar. Como se suele confundir, el samadhi no es un estado único, sino una serie de estados progresivos por los que uno pasa a medida que avanza en la práctica del Yoga. Este libro explica esas etapas tanto con referencia a las fuentes originales como mediante analogías simples.

El estado último del Yoga, es decir, el estado mental niruddha, está también muy bien explicado, con sus implicaciones y qué sucede exactamente en esa etapa.

**03. Sabiduría antigua – Puntos de vista modernos: selecciones interesantes de antiguas escrituras indias** [*Ancient Wisdom – Modern Viewpoints: Interesting picks from ancient Indian scriptures*]

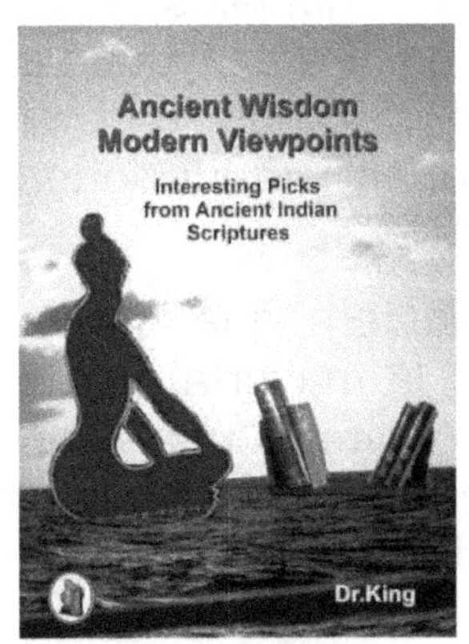


<u>Sinopsis del libro</u> : Este libro captura la esencia de las antiguas escrituras indias, analizándolas desde el punto de vista actual.

Las escrituras seleccionadas son principalmente los once Upanishads (partes de la literatura védica), el Bhagavad Geetha (el libro más importante de filosofía india) y el Manu Smrti (uno de los libros de leyes más antiguos de Manu). Todas estas escrituras fueron compuestas hace más de 2500 años e influyen en el modo de vida indio hasta el día de hoy. Además de estas escrituras principales, este libro también hace referencias cruzadas a otras escrituras indias antiguas, como el Yoga Sutra de Patanjali, Sankhya Karika, Narada Bhakti sutra y Dammapada .

Algunos de los aspectos clave de cada una de estas tres escrituras principales (Upanishads, Bhagavad Geetha y Manu Smrti) se seleccionan y presentan en seis artículos breves y concisos. Al escribir estos artículos, se confía en los textos sánscritos originales con una reinterpretación mínima.

En la mayoría de los lugares se dan referencias adecuadas a los versos sánscritos originales, para impartir autenticidad a la traducción. Para ayudar a los lectores que no estén familiarizados con el sánscrito, también se proporcionan traducciones sencillas al inglés de estos versículos.

Este es un libro ideal para cualquiera que quiera tener una visión general rápida de la mayoría de las antiguas escrituras indias. El libro ofrece una gran cantidad de información y seguramente una clave para el tesoro de las antiguas escrituras indias.

**02. Un Mantra pabra potenciar tus capacidades mentales** [*A Mantra to enhance your mental capabilities*]

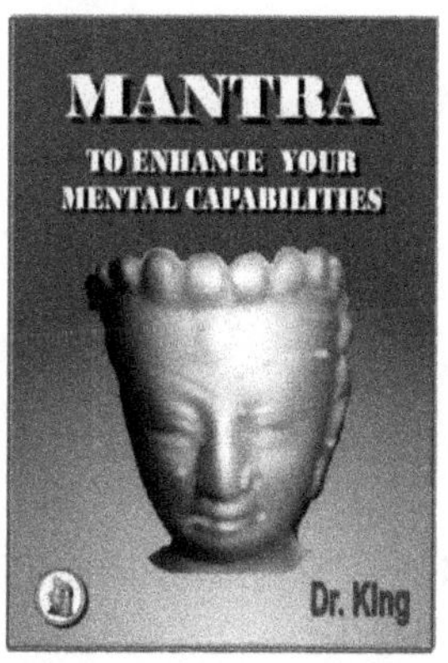


<u>Sinopsis del libro:</u> Durante miles de años, millones de personas han aprovechado un mantra que se cree que mejora las capacidades mentales. Aunque todavía se utiliza hoy en día, se ha convertido en prerrogativa de una pequeña minoría de personas y parece caer en el olvido.

Los estragos del tiempo han convertido seriamente este potente mantra en un artículo de fe religiosa y una superstición profundamente arraigada, privando a la gran mayoría de la realización de sus beneficios.

Este libro abre este mantra a todos aquellos que deseen mejorar sus capacidades mentales. Analiza varios aspectos de este mantra y explica paso a paso cómo cualquiera puede aprovechar este mantra.

## 01. Sobre la mente [*Around the mind*]

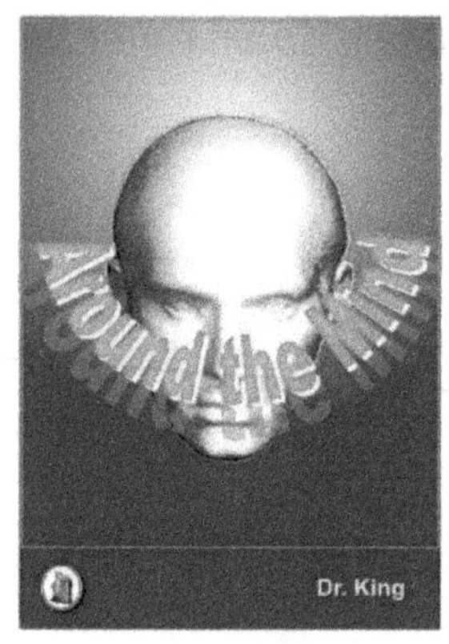


<u>Sinopsis del libro</u>: La mente puede ser probablemente lo más intrigante que ha fascinado a los seres humanos, tanto a los filósofos como a los científicos, durante miles de años.

Este libro resume nuestros puntos de vista científicos actuales sobre la mente, las preguntas que surgen debido a ese punto de vista, los esfuerzos de las filosofías antiguas para abordar estas preguntas y probablemente una posibilidad de ir más allá de los ámbitos del enfoque científico actual.

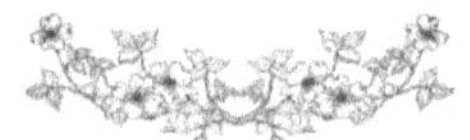